reinhardt

AF889407

Brigitte Fellinger

Spielfilme in der Psychotherapie

Ernst Reinhardt Verlag München

Dr. *Brigitte Fellinger*, Retz, Österreich, ist Psychotherapeutin in eigener Praxis für Existenzanalyse und Logotherapie und im stationären Setting einer psychosomatischen Klinik tätig. Zudem bietet sie Fortbildungen zum Thema Filmtherapie an.

Hinweis
Die Wiedergabe von Gebrauchsnamen, Handelsnamen, Warenbezeichnungen usw. in diesem Werk berechtigt auch ohne besondere Kennzeichnungen nicht zu der Annahme, dass solche Namen im Sinne der Warenzeichen- und Markenschutz-Gesetzgebung als frei zu betrachten wären und daher von jedermann benutzt werden dürften.

Bibliografische Information der Deutschen Nationalbibliothek

Die Deutsche Nationalbibliothek verzeichnet diese Publikation in der Deutschen Nationalbibliografie; detaillierte bibliografische Daten sind im Internet über <http://dnb.d-nb.de> abrufbar.

ISBN 978-3-497-02794-1 (Print)
ISBN 978-3-497-61021-1 (PDF-E-Book)
ISBN 978-3-497-61022-8 (EPUB)

© 2018 by Ernst Reinhardt, GmbH & Co KG, Verlag, München

Dieses Werk, einschließlich aller seiner Teile, ist urheberrechtlich geschützt. Jede Verwertung außerhalb der engen Grenzen des Urheberrechtsgesetzes ist ohne schriftliche Zustimmung der Ernst Reinhardt GmbH & Co KG, München, unzulässig und strafbar. Das gilt insbesondere für Vervielfältigungen, Übersetzungen in andere Sprachen, Mikroverfilmungen und für die Einspeicherung und Verarbeitung in elektronischen Systemen.

Printed in EU
Covermotiv: © iStock.com/RazoomGames

Satz: ew print & medien service GmbH

Ernst Reinhardt Verlag, Kemnatenstr. 46, D-80639 München
Net: www.reinhardt-verlag.de E-Mail: info@reinhardt-verlag.de

Inhalt

Vorwort

Ich widme dieses Buch meiner Mutter, Erika Fellinger, die während der Verfassung dieses Buches verstorben ist.

Sollten Sie auch zu jenen Leserinnen oder Lesern gehören, die ein Vorwort überblättern, so bin ich sicher, dass Sie während der Lektüre des vorliegenden Buches irgendwann hierher zurückblättern werden. Vielleicht weil Sie wissen wollen, warum das Buch mit einem Kapitel über die Geschichte des Films beginnt. Oder vielleicht, weil Sie überlegen, wieso gerade dieser Film, über dessen Verwendung in der Filmtherapie Sie gerade lesen, von mir ausgewählt wurde und nicht ein anderer. In jedem Fall freue ich mich, dass Sie nun bei diesen Zeilen gelandet sind.

„Kunst ist dazu da, den Staub des Alltags von der Seele zu waschen“: Dieses Zitat von Pablo Picasso erlaube ich mir auch für meinen Beruf – dem der Psychotherapeutin – zu beanspruchen. Seit ich in diesem Berufsbild tätig bin, strebe ich danach, Heilkunde zu Heilkunst zu machen. Der Beruf einer Psychotherapeutin erlaubt die vielfältigsten „Seelenlandschaften“ kennenzulernen; jedes „Seelenbild“ hinterlässt Spuren in unserer eigenen Seele. Um sich in fremden Seelenlandschaften zu Recht zu finden, ist es nötig, zuerst die eigene kennengelernt zu haben, sowie bereit zu sein, sich ständig weiterzuentwickeln. Lebenslanges Lernen ist für Psychotherapeutinnen nicht nur Verpflichtung, sondern ist Teil des Selbstverständnisses eines in diesem Beruf tätigen Menschen.

Vielleicht haben Sie ja gerade jetzt Lust, etwas Neues kennenzulernen? Dann könnte das vor Ihnen liegende Buch eben jene Einladung sein, die ich mit meinem Buch „Spielfilme in der Psychotherapie“ an Sie ausspreche. Spielfilme haben, das zeigen zahlreiche Studien, vielfältige Wirkweisen auf die Zusehenden. Die Filmtherapie nützt diese Wirkung, weil innere Bewegung durch bewegte Bilder stattfindet. Während der visuelle Sinn die „Denkarbeit“ vollzieht, leistet der auditive Sinn die „Fühlarbeit“. Während des Ansehens eines Spielfilms lebt man die gezeigte Geschichte mit, die eigene bleibt ausgeblendet. In der *Filmtherapie* aber werden mit Hilfe fremder, eigene Geschichten einer speziellen Betrachtung unterzogen. Filmtherapie ist keine eigenständige Therapiemethode, sondern eine Intervention, die – gleich nach welcher Psychotherapieschule man arbeitet – ergänzen, bereichern und neue Perspektiven eröffnen kann.

Sie kann nicht „heilen“, bietet jedoch Anregungen und Erkenntnisse, die zu Veränderung und zu individuellem Heil führen können. Im Symphonieorchester der psychotherapeutischen Heilkunst kann sie zwar nicht die Primgeige einnehmen, aber sie sollte in symphonischen Werken nicht fehlen.

Je besser die Geschichte eines Menschen – seine Wurzeln und seine Herkunft unter Berücksichtigung historischer Tatsachen – verstanden wird, desto besser wird sein Menschsein verstanden. Sich mit Spielfilmen in der Filmtherapie auseinanderzusetzen, ohne einen Einblick in die Filmgeschichte zu haben, wäre lückenhaft. Zeithistorisches, auch Zeit-Filmhistorisches, finden Sie im ersten Kapitel, das auch aufzeigen wird, dass Film immer schon direkt mit Politik verknüpft war. Was im Ersten Weltkrieg begonnen wurde – mit Hilfe von Bildern und Filmen die Bevölkerung zumindest zu beeinflussen –, wurde unter den nationalsozialistischen Machthabern geradezu perfektioniert. Bilder, und vor allem bewegte Bilder wie sie der Film ermöglicht, haben nicht nur die Meinung in der Bevölkerung beeinflusst und dadurch das Individuelle ausgeschaltet. Die Kraft der „Massen“ ist hinlänglich analysiert worden. Filmtherapeutisch Tätige benötigen meines Erachtens deshalb Kenntnisse über die Wirkung von Propaganda und Manipulation via Film. Deshalb ist der Einsatz von Spielfilmen in der Psychotherapie immer auch mit Gesellschaftspolitik verbunden.

Das zweite Kapitel gibt Auskunft über die Wirkweisen von Spielfilmen allgemein, aber speziell im Rahmen der Filmtherapie. Sie finden im zweiten Kapitel bereits zwei praktische Einsatzgebiete von Filmtherapie: ein Beitrag zur transgenerationalen Thematik sowie zur bindungsbasierten Psychotherapie.

Wenn Sie beim dritten Kapitel angelangt und auf Filmtherapie neugierig geworden sind, so erfahren Sie, welche Voraussetzungen Sie für den Einsatz der Filmtherapie mitbringen sollten. Sie werden weiterhin auch erkennen, wie hilfreich sich Filmtherapie auf die Beziehungsgestaltung im therapeutischen Kontext auswirkt.

Das vierte Kapitel gibt einen Einblick in die praktische Arbeit mit Filmtherapie. Ich habe meine seinerzeitige filmtherapeutische Tätigkeit in einer JVA ausführlicher dargestellt, weil ich hoffe, damit Kolleginnen und Kollegen, die in diesem Setting tätig sind, zum Einsatz der Filmtherapie zu ermuntern.

Meine DVD-Sammlung für die Filmtherapie wächst ständig. Alle verwendeten Spielfilme filmtherapeutisch zu bearbeiten, würde den Umfang eines Grundlagenwerkes sprengen. Ich habe deshalb Filme ausgewählt, mit denen ich sehr gerne arbeite oder die vielleicht nicht so bekannt sind. Sollten Sie bereits filmtherapeutisch arbeiten, so werden Sie Ihre persönliche Filmliste verwenden. Sollten Sie am Beginn ihrer filmtherapeutischen „Karriere“ stehen, so lade ich dazu ein, Ihrer Individualität den Vorzug gegenüber „Kochbuchrezepten“ zu geben.

Eine Anmerkung vorweg zum besseren Verständnis, welche Filme für welche Diagnosegruppen geeignet sind: Was als Voraussetzung für psychotherapeutische Arbeit gilt, gilt auch für die Filmtherapie. So benötigen akute Prozesse, z. B. akuten Psychosen, akuten Intoxikationen, Suizidalität etc. auch andere Interventionen als Psychotherapie. Für alle anderen psychischen und psychosomatischen Störungen können Spielfilme im Rahmen der Filmtherapie unter bestimmten Voraussetzungen eingesetzt werden. Ich habe mir erlaubt, darauf explizit beim jeweiligen Film hinzuweisen.

Angelehnt an den von Birgit Wolz genannten drei Hauptwirkweisen von Spielfilmen – Filme als Lehrgeschichte, Filme zur Bewusstwerdung, Filme zur Entlastung – (Wolz 2005 und auf www.cinematherapy.com) habe ich die beschriebenen Filme entsprechend zugeteilt. Sehen Sie es bitte als Orientierungshilfe und nicht als festgeschriebenes Gesetz.

Im vorliegenden Buch wurden abwechselnd die weibliche und männliche Form verwendet. Wenn nicht explizit erwähnt, sind immer sowohl Frauen wie auch Männer gemeint.

Abschließend danke ich meinem Ehemann, Reinhard Kaun, der mir stets interessierter Reflexionspartner war und mir zudem lektorisch zur Seite stand. Danke sage ich auch dem Lektorenteam des Ernst Reinhardt Verlages, allen voran Herrn Dustin Poßin.

Retz, März 2018 Dr. Brigitte Fellinger

1 Filmgeschichtlicher Hintergrund

1.1 Von den Anfängen des Films

Bereits 1895 lernten Bilder „laufen“. Ottomar Anschütz, Erfinder des „Schnellsehers“, führte im alten Reichstagsgebäude in Berlin seine Fotoreihen vor. Darin waren kurze montierte Bewegungsvorgänge zu sehen (z. B. Einseifen beim Barbier). Im gleichen Jahr wird der Stummfilm durch die Erfindung der Gebrüder Lumière, dem sogenannten Cinématographen, geboren. 1896 datieren die ersten nachweislichen öffentlichen Filmvorführungen in Wien und in Köln. Anlässlich der Weltausstellung in Paris sind Filmvorführungen DIE Attraktion. Die Gebrüder Lumière präsentieren ein Breitwandverfahren („Cinématographe Géant“) und Clément Maurice stellt in seinem „Phono-Cinéma-Théâtre“ bereits Experimente mit Bild, Musik, Sprache und Geräuschen vor.

Im Jahr 1904 wird der erste „Action“-Film in Berlin gezeigt. Im selben Jahr entstehen erste Filmgesellschaften in Österreich. 1906 wird das erste ortsfeste Kino in München eröffnet. Der Film verändert sich in den folgenden Jahren. So ersetzen Zwischentitel gesprochene Kommentare und auch die Filmlänge wächst. Mit der Begeisterung am Medium Film kommt 1906 auch die Zensur. Filme sollen der gängigen Sitte und den Moralvorstellungen entsprechen.

Bis zum Ausbruch des Ersten Weltkrieges 1914 entstehen sowohl in Österreich wie in Deutschland neben namhaften Filmgesellschaften auch – heute noch bekannte – Filmstudios. Ab 1911 erschienen spezielle Filmzeitschriften, u. a. ab 1916 „Paimanns Filmlisten“, in der bis 1965 in Lexikonform Kritiken sämtlicher in Österreich angelaufener Filme aufgelistet waren.

Der erste „Kinotherapeut“ ist im Film „Le Mystère des Roches de Kador“ aus dem Jahr 1912 zu sehen.

1.2 Der Film ab dem Ersten Weltkrieg

Mit dem Ausbruch des Ersten Weltkrieges 1914 bekommt das Medium Film eine neue Bedeutung: jene der Kriegsberichterstattung. 1916 wird die „Deutsche Lichtspielgesellschaft“ DLG zur Förderung des Verständnisses über die deutsche Wirtschaft und Kultur im Ausland gegründet. Die beiden Initiatoren, Krupp-

Direktor Alfred Hugenberg und Ludwig Klitzsch vom Deutschen Überseedienst, spielen später bei der Gründung der „Ufa“ (Universum-Film-Aktiengesellschaft) noch eine bedeutende Rolle.

1917 entsteht ein neues Filmgenre – jenes des Aufklärungsfilms. Neben Wochenschauen und Propagandafilmen hatten Gesellschaftsdramen, literarische Lustspiele und Kostümfilme Hochkonjunktur. Da ein Importverbot von Filmen aus verfeindeten kriegsteilnehmenden Staaten bestand, nutzten österreichische aber auch deutsche Filmproduzenten den neu zu beliefernden Markt. In der Zwischenkriegszeit zeigten Filme der „Neuen Sachlichkeit“ drastisch dargestellte Realitäten der Bevölkerung. Als einer der herausragenden Regisseure der Neuen Sachlichkeit wird Georg Wilhelm Pabst in der Literatur genannt. Zu seinen bekanntesten Stummfilmen dürfte „Die Büchse der Pandora“ (1929) zählen. 1930 präsentierte Pabst seinen ersten Tonfilm, „Westfront 1918“, der, ebenso wie die Verfilmung von Erich Maria Remarques Stück „Im Westen nichts Neues“, aufgrund einer klaren Antikriegshaltung zu heftigen Diskussionen in der Bevölkerung führte.

In die Zwischenkriegszeit fällt auch eine Ansicht, die Österreich und vor allem Wien noch lange in Spielfilmen widerspiegeln wird: 1925 galt Wien als Inbegriff des Paradieses:

> *„Noch die abgetakeltste Wiener Operette musste verfilmt werden, wenn sie nur dem Publikum die Gelegenheit bot, aus der prosaischen Welt der Republik in die Zeit der seligen Habsburger Monarchie zu entfliehen“ (Kracauer 2017, 150ff.).*

Filmtechnisch fallen in die Nachkriegszeit auch erste Versuche mit dem Tonfilm. Obwohl noch gänzlich unausgereift, ist vielen Kennern der damaligen Zeit klar, dass der Ton eigentlich zum Bild gehören sollte, was sich in der Weiterentwicklung des Tonfilms in den folgenden Jahren niederschlug. Auch aufgrund der neuen Möglichkeit, nun Tonfilme zu produzieren, stieg die Bedeutung von Operetten- und Musikfilmen sowie von Wienfilmen.

1.3 Der Film ab 1930 und im Zweiten Weltkrieg

Am 1. April 1930 hatte der Film „Der blaue Engel“, der Marlene Dietrich berühmt gemacht hat, seine Uraufführung. Weitere Darsteller sind Emil Jannings und Hans Albers.

„Jeder Albersfilm brachte volle Häuser in den proletarischen Vierteln wie auch auf dem Kurfürstendamm. Dieser menschliche Dynamo mit dem goldenen Herzen verkörperte im Film, was jeder im Leben gern wäre“ (Kracauer 2017, 223ff.).

Ungeachtet (oder vielleicht gerade wegen) der politischen Entwicklung in Deutschland und Österreich war die österreichische Filmproduktion bis 1938 ein Garant für eine Stimmung, die an einen gemütlichen Abend beim Wiener Heurigen erinnern, an die Operettenmelodien, die ins Ohr gehen und in eine Welt entführen, in der alles leicht ist, und dies alles durchsetzt mit dem typischen Wiener Charme.

Im Jahr von Hitlers Machtergreifung, 1933, wurde der Spielfilm für Propagandazwecke eingesetzt. Die politischen Verhältnisse in Deutschland bedeuteten für die österreichische Filmindustrie zunehmend Einflussnahme und Druck. So wurden jüdische Filmschaffende und Künstler sukzessive aus der Filmwirtschaft hinausgedrängt. Längst hatte sich das NS-Gedankengut in den Alltag eingenistet, sodass es nicht verwundert, dass Goebbels die bisherige Filmkritik untersagte. An ihre Stelle trat die „Filmbetrachtung“ (Prinzler 1995, 119).

Anlässlich der Jahrestagung der Reichsfilmkammer im März 1937 gibt Goebbels die politische Ausrichtung vor. Zunehmend beginnt die Verstaatlichung des deutschen Films. Auf der 1939 stattfindenden Jahrestagung der Reichsfilmkammer beschreibt Goebbels die Aufgabe des Films:

„Der Film muss gerade auf Grund seiner unerhört umfassenden Reichweite Volkskunst im besten Sinne des Wortes sein. Volkskunst aber hat die Freuden und Leiden, die das Volk bewegen, künstlerisch zur Darstellung zu bringen. Der Film darf also nicht vor der Härte des Tages ausweichen und sich in einem Traumland verlieren, das nur in den Gehirnen wirklichkeitsfremder Regisseure und Manuskriptschreiber, sonst aber nirgendwo auf der Welt liegt“ (Goebbels 1939 in Prinzler 1995, 132).

1939 wird die Länge der Wochenschauen im Rahmen der Ufa-Tonwoche, die in den Kinos eingesetzt wird, verdoppelt. Die Kinos werden aufgefordert, künftig Sonderveranstaltungen mit Wochenschauen und Kulturfilmen zu machen. Am 20.6.1940 wird das erste Wochenschaukino in Berlin eröffnet und bietet stündliche Vorführungen. Die Kriegswochenschau dauert bereits 50 Minuten. Auch in anderen deutschen Städten werden Kinos speziell für die Wochenschau eingerichtet.

Die Rassenideologie der Nationalsozialisten hatte weitreichende Auswirkungen auch auf das österreichische Kino- und Filmverleihwesen. Rasch wurden nach der Machtergreifung bzw. dem Anschluss auch im Bereich der Filmwirtschaft Betriebe „arisiert“.

Mit Beginn des Zweiten Weltkrieges 1939 wird auch die Filmsprache deutlicher: Neben verfilmten Rechtfertigungen und einer Verherrlichung der nationalsozialistischen Kriegsführung wird dem Schüren des Antisemitismus Rechnung getragen. Daneben gibt es aber zumindest noch für kurze Zeit Literaturverfilmungen und das angeschlossene Österreich liefert Heimatfilme und Walzerklänge.

Der Verlauf der Kriegsereignisse führt im Februar 1943 zur Warnung an die Filmschaffenden unter Androhung von Gefängnis- und Todesstrafe, keine Falschmeldungen über den Stand des Krieges zu verbreiten. Der Zensur fallen deshalb Spielfilme zum Opfer, in denen auch nur der leiseste Verdacht aufkeimen hätte können, wie es tatsächlich um den Kriegsfortgang bestellt war. Auch „Katastrophen“ durften nun nicht mehr filmisch aufgearbeitet werden.

Noch im April 1945 werden trotz der Kampfhandlungen und des nahenden Endes des Zweiten Weltkriegs Filme weiter produziert. Am 5.6.1945 übernehmen die vier Besatzungsmächte als Oberbefehlshaber die oberste Regierungsgewalt in Deutschland. Der Alliierte Kontrollrat wird am 30. August gebildet, in Fragen des Filmwesens war er jedoch kaum tätig. In allen vier Zonen werden für die Herstellung, den Vertrieb und die Vorführung von Filmen eigene Zulassungsbehörden geschaffen (Prinzler 1995, 161). Im November 1945 werden Filmschaffende in Ost-Berlin ins ehemalige Hotel Adlon eingeladen, um über die Zukunft eines neuen deutschen Films zu beraten. Die Exilfilme (Filme von Filmschaffenden, die während der NS-Zeit ins Exil gegangen waren oder gehen mussten) waren bereits vor dem Beginn des Zweiten Weltkriegs eine zumindest im Ausland gut wahrnehmbare antifaschistische Stimme in der Filmbranche.

Zum bekanntesten Kriegsfilm, der aber nur am Rande eine Auseinandersetzung mit dem Nationalsozialismus und dem Widerstand führte, zählt „**Casablanca**“ (1942, Regie: Michael Curtiz). In Erinnerung geblieben sind der tiefe Blick Humphrey Bogarts in die Augen von Ingrid Bergman wie auch der bekannte Satz „Play it again“ und das Lied „As Time Goes By“. Als der Film 1952 in die deutschen Kinos kam, wurden, dem zeitpolitischen Diktat entsprechend, alle Hinweise auf die NS-Zeit getilgt. Ähnlich ging es auch Hitchcocks „Berüchtigt“ aus dem Jahr 1946, wieder mit Ingrid Bergman in einer Hauptrolle. An dieser Stelle empfehle ich die Biographie von Thilo Wydra, „Ingrid Bergman – Ein Leben“ aus dem Jahr 2017. Das umfangreiche Werk gibt einen interessanten Einblick in das Leben der schwedischen Künstlerin und in die Filmgeschichte, weshalb es auch für filmtherapeutisch tätige Kollegen lesenswert und interessant sein könnte. „Notorious“ (1946), wie „Berüchtigt“ im Original heißt, wurde in der deutschen Verleihfassung umgetitelt und hieß dann „Weißes Gift“. Auch der Inhalt wurde umgeschrieben, um nur keinen Verdacht auf einen historischen Zusammenhang – Nationalsozialisten in Südamerika – aufkommen zu lassen. Bekanntlich haben nicht nur NS-Größen wie Josef Mengele lange Zeit nach dem Zweiten Weltkrieg unbeschadet in Südamerika gelebt.

1.4 Der Film in der Nachkriegszeit

Der Einsatz von Nachkriegsspielfilmen in der Filmtherapie kann durchaus berechtigt sein, setzt aber einige Kenntnisse der Filmpolitik der Nachkriegszeit voraus.

Wie der Geist einer österreichischen Filmproduktion aussehen könnte, skizzierte der führende sozialdemokratische Filmkritiker Fritz Rosenfeld:

> *„Ein für allemal Schluss mit den von Vergangenheitssentimentalität triefenden, teuren und zumeist läppischen pseudohistorischen Filmen, Schluss mit dem falschen Ehrgeiz, Hollywood übertrumpfen zu wollen, Schluss mit dem Starfimmel, Schluss mit dem Singsang und Gejodel. Dafür Geschichten aus dem brennenden Erleben der Zeit, aus rein menschlichen Perspektiven gesehen. […]. Solche Filme, die den guten Geist eines Landes widerspiegeln, seinen Kampf um die ewigen Ideen des Menschentums, werden der österreichischen Filmproduktion mehr Ansehen in der Welt erringen als die ewigen, verwässerten und verfälschten Beethoven-, Schubert- und Mozart-Biographien“ (Rosenfeld 1946 zitiert nach Moser 2005, 51).*

Tatsächlich war die Realität des österreichischen Nachkriegsfilms eine andere (Tillner 1995). Er sei von Eskapismus geprägt gewesen, es hätte Versuche gegeben, die Geschichte „zurecht“ zu filmen. Eine weitere Ausrichtung des österreichischen Films in der Nachkriegszeit ist jene der „Heimkehrer-Filme“

> *„In dieser Zeit entstehen Filme, die davon zeugen, wie traumatisiert man eigentlich ist. Fröhlichkeit verkommt zu Hysterie. Man versucht sich in Slapstick, und es wird doch nur Klamauk. Alles ist zu laut, zu schrill, zu schräg, kaum etwas gelingt mehr. Irgendwas stimmt nicht“ (Marksteiner 1995, 233).*

Und noch ein weiteres Filmgenre wird mit der Nachkriegszeit assoziiert: jenes des Heimatfilms.

„Der Heimatfilm ist das missing link in der ästhetischen Erziehung des deutschsprachigen Menschengeschlechts; er verbindet, was unter Hitler gefiel, mit dem was an Hitler nicht mehr unbedingt gefallen sollte, ohne daß es von ihm direkt hätte verboten werden müssen" (Schuh 1995, 255).

Den Heimatfilmen komme eine besondere Rolle zu, geben sie doch der Bevölkerung jene Werte wieder, die durch den Krieg verloren gegangen waren: Familie und Heimat.

Während in deutschen Heimatfilmen „das narzisstisch getönte Klagen über den historischen Identitätsverlust durchwegs für die Dramatik der Handlung bestimmend ist [...] bemüht man sich in Österreich von Anfang an, so zu tun, als ob immer alles in Ordnung gewesen wäre" (Buchschwentner 1995, 268).

Durch den Kalten Krieg veränderten sich auch die politischen Prioritäten: Im Vordergrund stand nunmehr die Konzentration auf antikommunistische Strategien, was den Willen zur Entnazifizierung deutlich in den Hintergrund stellte.

An dieser Stelle sei auf die Arbeit der Information Services Branch (ISB) in Österreich verwiesen, die nun nicht mehr Propaganda, sondern vielmehr Information und Kultur verbreitete. Film wurde als bloßes „Vergnügungsmittel" eingestuft, die Nähe zu Hollywood war beabsichtigt. Die ISB hatte bereits 1945 für alle vier Besatzungsmächte sämtliche Filmverleih- und Vertriebsgeschäfte übernommen.

Der hohe Stellenwert des Films in einer sowjetischen Kulturpolitik war bereits 1917 schon unter Lenin erkannt worden. Und auch Stalin hatte die Massenwirksamkeit des Films erkannt. Die sowjetische Besatzungsmacht setzte den Film daher als Transportmittel für Propaganda bereits vor dem Ende des Zweiten Weltkriegs ein.

In Österreich wurden im Mai 1948 zuerst in der britischen, im Juni auch in der amerikanischen Zone die Filmzensur aufgehoben; die französische Besatzungsmacht folgte, nicht aber die sowjetische. Insgesamt aber stand die österreichische Bevölkerung nicht nur den sowjetischen Besatzern, sondern auch deren Film- und Kulturpolitik mit massiven Ressentiments gegenüber. In der britischen Besatzungszone wetteiferte man mit den kulturellen Bestrebungen der US-Besatzungsmacht.

Das österreichische Publikum wünschte sich insgesamt Komödien und Operettenfilme, wie auch Abenteuer-, Mantel- und Degenfilme. Von Kriegsfilmen sollte allerdings Abstand genommen werden, wie auch von Filmen über die Résistance oder mit sozialem Inhalt (Moser 2005, 143).

Ein in jeder Hinsicht ausgezeichneter Film ist „Der dritte Mann". Diesen Titel zu nennen, heißt auch sofort, die bekannten Zitherklänge von Anton Karas im Ohr zu haben. Neben den US-amerikanischen Filmstars Joseph Cotton und Orson Welles spielten die österreichischen Schauspieler Paul Hörbiger, Hedwig Bleibtreu, Ernst Deutsch und Siegfried Breuer mit.

Zu den weiteren Filmgenres der damaligen Zeit gehörten neben Heimatfilmen und Musikkomödien auch Operetten- und Opernfilme.

In Deutschland standen Produktionen im Vordergrund, die auf die Gräueltaten der NS-Zeit verwiesen, ganz im Zeichen des von den Westalliierten propagierten Programms der „Reeducation". Die 22 Minuten des Dokumentarfilmes „Die Todesmühlen" (1945) waren die erste öffentliche Form der filmischen Auseinandersetzung mit den historischen Tatsachen und wurde ab Januar 1946 in deutschen Kinos gezeigt (Schultz 2012). Im September 1947 erschien in Karlsruhe die erste „Film-Revue", eine der populärsten Filmmagazine. Das Titelbild der Erstausgabe zierte Marlene Dietrich. Ab 1948 wurde mittels Umfrage unter den Lesern der/die LieblingsdarstellerIn erhoben und das „Bambi" an die ersten Gewinner Stewart Granger und Marika Rökk verliehen. Eine im März 1948 erlassene Monopolverordnung, die festlegte, dass sich niemand in mehr als einem Zweig der Filmindustrie betätigen darf, bedeutete eine massive Einschränkung für die westdeutsche Filmwirtschaft.

Im Verband des Deutschen Filmclubs, gegründet im Mai 1949, versammelten sich Delegierte der drei westlichen Besatzungszonen. Zu den Höhepunkten des Verbandslebens zählten die jährlichen Internationalen Filmtreffen. Im Juli 1949 nimmt die Freiwillige Selbstkontrolle der Filmwirtschaft (FSK) ihre Arbeit auf. Kritiker vermuteten dahinter auch ein Instrumentarium für eine versteckte Zensur.

Der Aufreger-Film „Die Sünderin" (1951; Regie: Willi Forst) – Hildegard Knef erhitzte vor allem die Gemüter der katholischen Kirche durch einen beinahe nicht wahrnehmbaren Nacktauftritt – führte dazu, dass die Katholische Kirche den FSK kurzfristig verlässt, um im Nachhinein den Austritt wieder rückgängig zu machen. Der Film, den der Regisseur als Hohelied einer Frau preist, behandelt das Thema Prostitution, Sterbehilfe und Selbstmord. Immerhin strömten in den ersten drei Monaten vier Millionen Menschen in die Kinos, um diesen Film zu sehen.

Im Juni 1952 nahm das vom Beschluss des Jahres 1950 gegründete und dem Innenministerium unterstellte „Bundesarchiv" (ein zentrales Filmarchiv, das für die Sammlung und Pflege des gesamten nationalen Films sorgt) in Koblenz seine Arbeit auf (Prinzler 1995). Im August wird auf Beschluss des Ministerrates der DDR ein „Staatliches Komitee für Filmwesen" für die Bereiche Filmherstellung, Filmvertrieb, Filmwerbung und Filmtheater ins Leben gerufen.

Auch eine künftig immer größer werdende Konkurrenz beginnt 1952: das Fernsehen. Am 25. Dezember 1952 beginnt der Nordwestdeutsche Rundfunk in Hamburg, die „Tagesschau“ auszustrahlen. Vorerst wurde sie dreimal pro Woche gesendet.

Kritik am Filmgeschehen äußert 1953 der Bundesfamilienminister Wuermling in Düsseldorf. In seiner Rede macht er den Film für den Verfall von Ehe und Familie mitverantwortlich. Er plädiert u.a. für eine „Volkszensur“ und dafür, an Hauptdarsteller, die im Privatleben geschieden sind, keine Bundesbürgschaften mehr zu verteilen (Prinzler 1995, 199). Am 1. November 1954 geht der Gründungstag des Gemeinschaftsprogramms Deutsches Fernsehen, ARD, in die Fernsehgeschichte ein.

Einige Filme aus dem Jahr 1954, die sich durchaus für den Einsatz in der Filmtherapie eignen, sind „Angst“ (Regie: Roberto Rosselini; mit Ingrid Bergman), „Canaris“ (Regie: Alfred Weidenmann, u.a. mit O.E. Hasse) oder „Die letzte Brücke“ (Regie: Helmut Käutner, u.a. mit Maria Schell, Bernhard Wicki und Barbara Rütting).

Der sehr gestraffte filmhistorische Blick sei hier beendet. Die Anhänger und „Vollstrecker“ des Antisemitismus, (Austro)-faschismus, NS-Gedankengutes, Stalinismus und Weltherrschaftlichen Denkens haben der Gesellschaft und Bevölkerung einen, wie man heute weiß, unheilbaren Riss zugefügt. Die Spuren davon sind längst noch nicht verwischt, vielmehr heute noch wahrnehmbar. Ich habe das filmhistorische Kapitel deshalb mit dem Staatsvertrag für Österreich bzw. der Gründung der BRD und DDR beendet, da diese politischen Ereignisse einen (vorläufigen) Schlussstrich unter jene Zeit gesetzt haben, die geprägt war von vielfachem Leid, Entwürdigung und Mord an Millionen Menschen. Das Motto „Wehret den Anfängen“ ist angesichts der politischen Entwicklungen in Europa offenbar zeitlos und aktueller denn je. Psychotherapie und auch Filmtherapie sollten offen sein für gesellschaftspolitische Auseinandersetzungen, sich allerdings klar von Parteipolitik abgrenzen. Im nächsten Kapitel werde ich zeigen, dass Filmtherapie einen bedeutenden Beitrag zu einer Erinnerungsarbeit und einer Erinnerungskultur leisten kann.

1.5 Filmtherapie als Beitrag zu einer Erinnerungskultur

Mittlerweile gibt es eine hervorragende und umfangreiche Literatur, die sich darum bemüht, eine Erinnerungskultur zu begründen, um eine zeithistorische Auseinandersetzung mit der Vergangenheit zu ermöglichen. Doch irgendwie vermisse ich aber die Kontinuität. Manchmal scheint es, als überholen uns die aktuellen Ereignisse immer dann, wenn wir glauben, nun endlich alles gesehen, gehört, gelesen und aufgearbeitet zu haben.

Welche Rolle spielt „Erinnern" in der psychotherapeutischen Arbeit? Zum einen ist es ein notwendiger Prozess der Identitätsfindung, der Ressourcenortung und der Sicht auf Kompetenzen und Talente. Zum anderen erinnert sich zwar der Einzelne, ist aber gleichzeitig Teil eines sozialen Ganzen. Deshalb muss Erinnern auch als sozialer Akt aufgefasst werden.

Speziell in der psychotherapeutischen Arbeit mit Traumapatienten bekommt das Erinnern auch einen schmerzhaften Charakter. Soll aber der Prozess zur Integration von Erlebtem führen, muss der Trauer Raum gegeben werden. Erlauben Sie mir, einen Blick auf die Erinnerungsarbeit zu werfen, so ist festzustellen, dass nur ganz wenige Trauerprozesse stattfanden, vielmehr aber Prozesse des Schweigens, der Mythenbildung und Tabus und der Umdeutungen von historischen Tatsachen. Es scheint so zu sein, dass der Mensch aus seiner Geschichte nicht lernt und sich deshalb Ereignisse, Einstellungen und Haltungen scheinbar wiederholen.

Welche Rolle haben Spielfilme im „Aufarbeitungsprozess" gespielt? Die Dokumentarfilme, die Bilder und Szenen von Konzentrationslagern bzw. die Befreiung der Insassen zeigten (die sogenannten *atrocity films* – „Greuelfilme"), führten nicht zu einer Katharsis, vielmehr trugen sie neben vielen anderen Einflüssen zu einer inneren Abwehrhaltung bei, die eine reflektierte Auseinandersetzung mit der Schuldfrage verhinderte.

Zwar war der Film „Die Todesmühlen" (1945) bereits 1946 wieder aus den Kinos verschwunden (dafür waren jedoch demokratiepolitische Strategien maßgebend), doch längst schon hatte eine Umdeutung der Geschichte begonnen:

> *„Das Trauma aus Kriegsniederlage, anschließender Besatzung und eigener Schmerz- und Verlusterfahrung schob sich vor die Wahrnehmung fremden Leids oder gar eigener Verantwortung" (Schultz 2012, 35).*

Der Nürnberger Prozess, der von Stuart Schulberg filmisch, auch mit originalen Mitschnitten, umgesetzt und mit dem Titel „Nürnberg und seine Lehre" (1948) veröffentlicht wurde, verschob die Kollektivschuld zur Schuld einzelner Täter, vornehmlich der damaligen Elite.

Dass wirtschaftliche Interessen vor politischen stehen, zeigt die Tatsache, dass der amerikanische Nürnberg-Prozess-Film aus Rücksicht auf die Wiederaufbau-Politik des Marshall-Plans nicht in den Kinos gezeigt wurde (Schultz 2012). Nicht außer Acht gelassen werden darf auch der Umstand, dass Täter und Mitläufer im Kleinen wie im Großen – mit Ausnahme mancher, zur damaligen Elite zugehörigen Personen – kaum jemals oder nie zur Rechenschaft gezogen wurden. Dies galt auch für die Filmbranche, die zudem bald erkennen musste, dass namhafte Filmschaffende der unterschiedlichen Berufsfelder entweder emigriert, ermordet oder eben nicht unbelastet waren. Letztere konnten, bis auf wenige Ausnahmen, im Nachkriegsdeutschland und im Nachkriegsösterreich weiter arbeiten (Schultz 2012). Dies betraf Schauspieler ebenso wie Filmregisseure.

Es wäre falsch, an dieser Stelle nicht auch jene Bemühungen zu erwähnen, filmisch eine Vergangenheitssichtung, in manchen Fällen auch den Versuch einer -bewältigung, zu ereichen. Prinzler (1995) verweist in seiner Chronik des deutschen Films auf Produktionen aus Ost und West, die sich, beginnend mit den späten 1950iger Jahren, mit dieser Thematik befassten (z. B. „**Du und mancher Kamerad**“ (1956) oder auch „**Lissy**“ (1957)). Auch der Film „**Die Brücke**“ (1959) von Regisseur Bernhard Wicki setzt sich mit der Tatsache auseinander, dass Jugendliche noch in den letzten Kriegstagen zu einem Himmelfahrtskommando berufen worden waren.

Publikumswirksamer allerdings wurden Spielfilme, die sich, wie ich meine, mehr an der Oberfläche mit der Zeitgeschichte auseinander setzten, wie „**Wir Wunderkinder**“ (1958). Zur Auseinandersetzung mit der Vergangenheit zählten auch die Kriegsfilme der späten 1950iger Jahre, z. B. „**Hunde, wollt ihr ewig leben?**“ (1959).

Ich verwende Spielfilme zur Erinnerungsarbeit sowohl im Einzelkontext wie auch in der stationären Gruppentherapie immer dann, wenn es einen biographischen Bezug gibt. Etwa, wenn in der Biographiegruppe (s. Kap. 5) die Themenbereiche Identität, Herkunft aber auch tagesaktuelle und/oder gesellschaftspolitische Ereignisse zur Auseinandersetzung anstehen. Manchmal rege ich auch, wenn die Zusammensetzung der Gruppe dafür passend ist, eine Auseinandersetzung mit der jüngeren Geschichte an, z. B. wenn sich mehrere Patientinnen für Zeitgeschichte interessieren. Die Zahl passender Spielfilme wächst ständig und so füllt sich auch meine persönliche Filmtherapieabteilung „Erinnerungskultur“. Zwei davon möchte ich nachfolgend näher beschreiben.

FILME IN DER THERAPIE

DAS NARRENSCHIFF
Regisseur: Stanley Kramer
Hauptdarsteller: Vivien Leigh, Simone Signoret, José Ferrer, Lee Marvin, Oskar Werner, George Segal, Heinz Rühmann u. a.

USA 1965, Spieldauer ca. 146 Minuten

Inhalt: Der Film spielt auf dem deutschen Passagierschiff „Vera", das auf dem Weg von Veracruz nach Bremerhaven ist. Man schreibt das Jahr 1933. Die Passagiere kommen aus unterschiedlichen sozialen Schichten, haben unterschiedliche Welt- und Glaubenshaltungen und unterschiedliche Gründe, warum sie auf dieser Reise sind. Es treffen unterschiedliche Charaktere aufeinander, die allesamt ein Sittenbild der Gesellschaft abgeben. Ein gehbehinderter und kleinwüchsiger Reisegast (Michael Dunn als Karl Glocken), begleitet die Zuschauenden mit seinen Kommentaren.

Eignung für die Filmtherapie: Der Film ist sehr gut geeignet, wenn die Zeitgeschichte vor- und nachbereitet wird (etwa mit Hilfe von Handouts oder Literaturangaben). Es kann immer wieder passieren, dass sich Patienten sehr abwertend, bis hin zu rassistisch äußern. Also ist hier historische und politische Standfestigkeit der Therapeutin von Nöten.

Folgende Themenbereiche ergeben sich aus dem Filminhalt:

- Was ist der Mensch? – existentielle Auseinandersetzung mit diesem Thema
- Schein und Sein
- Weltanschauungen, Grundwerte, Religiosität
- Kultur
- Sucht
- Nicht-Wissen-Wollen / Selbstverantwortung
- Umgang mit Vorurteilen
- der Wert eines Menschen / Wert an sich oder sein „Nutzwert"
- Erinnerungsarbeit – Erinnerungskultur
- Anregung zur Auseinandersetzung mit der eigenen Geschichte und der der Vorfahren

Der Film eignet sich als Lehrgeschichte und zur Bewusstwerdung.

Eignung für welches Setting? Einzel- wie Gruppensetting, Supervision

Eignung für welche Diagnosegruppen: alle

BEISPIEL

Patienten im Therapieprozess

Die Teilnehmerinnen einer Gruppensupervision waren Mitarbeiterinnen eines Sozialhilfevereins, die alte und behinderte Menschen ambulant betreuen. Eine Mitarbeiterin, ich nenne sie hier Schwester Anna, unterstützte schon längere Zeit einen 84-jährigen Herrn, der alleinstehend war. Ihr Klient, Herr K., war zwar körperlich schon sehr gebrechlich, aber geistig noch top fit. Sie stellte ihn deshalb vor, weil sie zunehmend mit seinen faschistoiden Äußerungen und rassistischen Bemerkungen Probleme hatte. Schwester Anna - gebürtig aus Polen - sprach sehr gut Deutsch und lebte schon seit zehn Jahren in Österreich. Zuletzt hatte er sie als „Polenflitschn“ (Polenhure) beschimpft. Schwester Anna bekam deshalb von ihren Kolleginnen viel Zuspruch und Verständnis. Auf meine Anregung hin begann sie sich mit Herrn K. über dessen Biographie zu unterhalten. Dabei hatte sich Folgendes ergeben:

Herr K., Jahrgang 1928, kam ursprünglich aus Bayern. Seine Eltern hatten einen kleinen Handwerksbetrieb, in dem sein um vier Jahre älterer Bruder sowie ein Kusin und der Vater arbeiteten. Die Mutter versorgte den Haushalt und war für die Erziehung der Kinder (insgesamt vier, das letzte ein eher kränkliches Mädchen) zuständig. Der Vater war – infolge einer Kriegsverletzung aus dem Ersten Weltkrieg kriegsuntauglich – glühender Nationalsozialist. Die Mutter hatte sich der politischen Haltung ihres Ehemanns angeschlossen. Alle Kinder, auch das kränkelnde Mädchen, waren von Anfang an in der Hitlerjugend (HJ) bzw. beim Bund deutscher Mädchen (BDM). Im Dorf gab es einige Zeit auch „Juden, deren Kinder den anständigen Leuten die Haare vom Kopf gefressen haben“, so Herr K. Alle (!) seien froh gewesen, als die „verschwanden“. Der Vater politisierte gerne am Esstisch. „Wir hatten nicht immer genug zum Essen, aber viel politische Nahrung“, hatte Herr K. Schwester Anna erzählt.

In den Supervisionseinheiten sprachen wir viel über historische Ereignisse aus der Zeit des Nationalsozialismus. Schwester Anna hatte selbst eine sehr berührende Geschichte zu erzählen, da eine Tante in der Nähe von Ausschwitz gelebt hatte. Diese hatte zwar lange Zeit über das Erlebte geschwiegen, kurz vor ihrem Tod aber einiges ihrer Nichte, die sie im Sterbeprozess pflegte, erzählt. Die anderen Kolleginnen beteiligten sich sehr eifrig an den historischen Besprechungen, viele steuerten Erzählungen ihrer eigenen Geschichte bei. Einige begannen überhaupt zum ersten Mal ihre eigene Geschichte zu erforschen. Einige Supervisionseinheiten wurden dann dafür genützt, das theoretische Wissen über die Geschichte des Nationalsozialismus, über Vorurteile gegenüber Juden und Menschen mit Behinderung zu reflektieren und zu neuen Haltungen zu gelangen. Ich borgte dieser Gruppe folgende Filme: „Das Narrenschiff" (1965), „Zug des Lebens" (1998) sowie den Film „Blumen für Polt" (2001) aus den Verfilmungen der Krimireihe von Alfred Komarek.

Schwester Anna konfrontierte Herrn K. immer wieder mit der Geschichte ihrer Tante und erlebte in den Betreuungseinheiten sehr berührende Momente mit Herrn K. Offenbar war sie eine der ersten Personen, der er seine Kriegserlebnisse erzählen konnte. Viele Tränen seien geflossen, oft habe sie gefürchtet, den Tränenstrom von Herrn K. gar nicht mehr stoppen zu können, erzählte Schwester Anna in den Supervisionseinheiten. Insgesamt habe sich die Beziehung deutlich verbessert, nie mehr wieder habe er sich ihr gegenüber abwertend und abfällig geäußert. Noch während des laufenden Supervisionsprozesses verstarb Herr K. Zwar alleine, aber, wie Schwester Anna berichtete, mit einem sehr friedlichen Gesichtsausdruck.

FILME IN DER THERAPIE

ZUG DES LEBENS
Regisseur: Radu Mihăileanu
Hauptdarsteller: Lionel Abelanski Rufus, Clément Harari, Michel Muller, Agathe de la Fontane u. a.

1998 Frankreich, Belgien, Israel, Niederlande, Rumänien, Spieldauer: ca. 103 Minuten

Inhalt: 1941 erfahren die Bewohner eines Schtetls von einer bevorstehenden Deportation der Juden in ein KZ. Der einberufene Rat der Weisen kommt zu keiner Lösung, aber der „Dorftrottel" Schlomo hat eine rettende Idee. Sie produzieren einen falschen Deportationszug. Der Plan ist, einen vermeintlichen Deportationszug über die Sowjetunion nach Palästina zu schleusen, um so der drohenden Ermordung zu entkommen. In weiterer Folge begleiten die Zusehenden alle Vorbereitungen und aberwitzigen Zwischenfälle. So fällt der Zug in die Hände vermeintlicher SS-Angehöriger, die sich letztlich als „Zigeuner" entpuppen, die einen ähnlichen Einfall wie die Zugbetreiber hatten. Alles scheint gut auszugehen. Der Film wartet mit einem überraschenden Ende auf.

Eignung für die Filmtherapie: Nur nach guter Vor- und Nachbearbeitung kann der Film ein Stück zur Erinnerungskultur leisten. Ich setze den Film deshalb gerne im Einzelkontext, auch mit jugendlichen Patientinnen, ein.

Folgende Themenbereiche ergeben sich aus dem Filminhalt:

- die Kraft der Kreativität
- scheinbar ausweglose Situationen erfordern besondere Lösungen
- die Kraft des Miteinander
- Weisheit
- Selbstgestaltung des Lebens
- Erinnerungsarbeit und Erinnerungskultur
- Vorurteile, Reflexion, neue Einstellungen und Haltungen
- Humor

Der Film eignet sich als Lehrgeschichte und zur Bewusstwerdung.

Eignung für welches Setting: vornehmlich im Einzelsetting, Supervision; für Erwachsene (bei sogenannten Kriegskindern, aber auch Kriegsenkel ist eine vorbereitende Arbeit dringend notwendig) und Jugendliche

Eignung für welche Diagnosegruppen: alle

Weitere Filme, die ich im Rahmen der therapeutischen Arbeit zum Erinnern und der Frage nach einer Erinnerungskultur einsetze, sind:

„Der letzte Mentsch" (2014)
„Auf das Leben!" (2014)
„Im Labyrinth des Schweigens" (2014)
„Der Staat gegen Fritz Bauer" (2015)
„Jahrestage" (2000)
„Ein Leben für ein Leben – Adam Hundesohn" (2008)
„Sing! Inge, sing!" (2011)
„Rat mal, wer zum Essen kommt" (1967)
„In der Hitze der Nacht" (1967)
„Wer die Nachtigall stört" (1962)

2 Spielfilme als Therapeutikum

2.1 Von der Bibliotherapie zur Filmtherapie

Die Kunst des Erzählens und Vorlesens haben viele Großeltern beherrscht. Heute noch findet eine Renaissance dieser Fertigkeit statt, etwa wenn ehrenamtliche Vorleser in Kindergärten oder auch Altersheimen einerseits zum Lesen verführen, andererseits den Alltag durch das literarische „Entführen" in andere Welten ermöglichen. Die Anfänge der therapeutischen Nutzung von Literatur, der Bibliotherapie, liegen ebenso wie jene der „Cinematherapy" (oder eben Filmtherapie) in den USA. In den nächsten Ausführungen beziehe ich mich auf einen Vortrag von Dr. Norman Schmid aus dem Jahr 2017 in der psychosomatischen Klinik Eggenburg über Bibliotherapie. Schon 1916 wurde Literatur als psychologisches Therapeutikum verwendet und durch Crothers wurde der Begriff der Bibliotherapie geprägt (Crothers 1916). Die Wirkweisen der Bibliotherapie sind jenen der Filmtherapie durchaus ähnlich: Sie geben Trost, Mut, zeigen Lösungsmöglichkeiten auf, können helfen, Perspektiven zu verändern, halten einen Spiegel vor, aktivieren Ressourcen, lassen den Alltag für eine gewisse Zeit vergessen und können dem Leben wieder Sinn geben. Beide Interventionen haben dann Berechtigung, wenn sie individuell und prozessorientiert eingesetzt werden. Allerdings verlangt die Literatur, dass das Nichtgeschriebene „zwischen den Zeilen" selbständig mit eigener Vorstellungskraft ergänzt wird.

> *„Der literarische Text ist eine Partitur, die von den Leserinnen und Lesern zur Aufführung gebracht wird. Der im Kino dargebotene Film dagegen ist eine Vorführung, die ihre Zuschauer weit stärker an den eigenen Ablauf bindet. Obwohl auch die Zuschauer im Kino das audiovisuelle Geschehen um vieles ergänzen müssen, hier müssen sie vor allem mit dem Gang der Dinge mithalten. Filme sind keine Partituren. Sie sind Darbietungen, denen das Publikum ausgesetzt ist. Ihnen zu folgen, erfordert die Bereitschaft, sich ihnen zu überlassen" (Seel 2013, 120f.).*

Ein Buch kann ich aus der Hand legen, vielleicht um über das eben Gelesene nachzudenken, und dann wieder fortsetzen. Im Zeitalter der DVD kann ich das prinzipiell auch machen, praktisch wird es aber meist so sein, dass ein Film zur Gänze angesehen wird. Während beim Buchlesen das Innehalten und das immer wieder Zwischendurch-Nachdenken und –Reflektieren mit zum Erleben beiträgt, ist das filmische Erleben eine Ganzheit. Ich werde den Sinn eines Filmes nur erfassen, wenn ich ihn zur Gänze ansehe. In der Filmtherapie besteht die Möglichkeit, Schlüsselszenen, die genauer reflektiert werden sollen, nochmals zu zeigen oder explizit darauf in der therapeutischen Auseinandersetzung zu verweisen. Der bedeutsamste Unterschied zwischen diesen beiden Therapiewerkzeugen liegt im haptischen Erfahren eines Buches. Menschen meiner Generation erleben die sinnliche Erfahrung des „Über-einen-Bucheinband-Streichens“, des Auseinanderfaltens der Seiten, vielleicht sogar des Geruches wahrscheinlich noch intensiver, da die jüngeren Generationen einen gänzlich anderen Zugang zum Lesen haben. Natürlich gibt es auch Ausnahmen.

Für viele Patienten mit unsicheren Bindungserfahrungen sind Bücher das, was eigentlich deren Bindungspersonen hätten sein sollen: Trostspender, liebevolle Begleiter und immer dann zur Stelle, wenn Bedarf war. Dank der im wahrsten Sinne des Wortes ständig sprudelnden Quelle der Verfügbarkeit von Spielfilmen, haben Filme die Rolle von Büchern in dieser Hinsicht übernommen. Spielfilme sind Anti-Stressmittel, helfen bei Liebeskummer, laden zum Träumen ein etc. Die Filmtherapie nutzt diese vielfältigen Effekte von Spielfilmen.

In der therapeutischen Praxis soll ja ein möglichst komplettes Orchester an heilenden Interventionen gespielt werden. Einer Kombination aus Bibliotherapie und Filmtherapie steht im therapeutischen Alltag daher nichts im Wege. Es kann durchaus Sinn machen, Literatur zu lesen *und* die verfilmte Literatur anzusehen.

2.2 Wirkweisen und Faszination des Mediums Film

> *„Im Hier und Jetzt lädt uns der Kinofilm zu einer Zeitreise in veränderte Konstellationen des Da und Dort sowie des Noch, Nochnicht und Nichtlänger ein“ (Seel 2013, 40).*

2.2.1 Schwarz-weiß, Farbe, Licht, Bild

Ich darf Sie gleich zu Beginn zu einem Experiment einladen. Jene, die traumatherapeutisch arbeiten, kennen Ansätze davon aus der Screentechnik. Stellen Sie sich vor, Sie sitzen an einem Wohlfühlort und lassen Ihre Augen über die vor Ihnen liegende Landschaft wandern. Nehmen Sie nur wahr, was Sie alles sehen können, jedes kleine Detail. Und nun nehmen Sie die Farbe aus Ihrem Landschaftsbild. Wie wirken die einzelnen Details nun in Schwarz-weiß auf Sie?

Versuchen Sie, alle Schattierungen wahrzunehmen und lassen Sie jedes kleinste Detail auf sich wirken. Nun stellen Sie sich vor, dass ein Film über Ihre Landschaft gedreht wird. Sie werden sofort den Unterschied merken: Haben Sie zuerst Ihre Realität wahrgenommen, so würde ein Film nicht nur die Sinneswahrnehmung wiedergeben, sondern stellt die Bedeutung in den Vordergrund. Die Sinneswahrnehmung macht also dem Verstehen Platz. Spezielle Techniken, der sich jedes Genre des Films bedient, verfolgen einen Zweck:

> *„Der Film hat seine eigenen Weisen, tatsächliche und mögliche Konstellationen des Wirklichen und Möglichen zu erforschen, aus denen die menschliche Handlungswirklichkeit besteht" (Seel 2013, 146).*

Doch kehren wir nun zur Übung zurück. Immer noch sehen Sie Ihre Landschaft. Jetzt lassen Sie langsam wieder Farbe in Ihr Bild fließen. Versuchen Sie dabei, genau wahrzunehmen, was dieser Vorgang in Ihnen auslöst. Zuerst werden Sie merken, wie das Spiel der Farben Ihr Bild strukturiert, indem einzelne Farben die Aufmerksamkeit auf sich ziehen. Lassen Sie nun aber wieder den imaginären Film über Ihre Landschaft laufen, so werden Sie zwar wieder Farben sehen, dennoch ist die filmische Farbe gänzlich vom Licht abhängig. Unser Gehirn nimmt tatsächlich gesehene Farbe unabhängig von herrschenden Lichtwerten identisch wahr. Das Rot eines Kleides bleibt „rot" – in der Mittagssonne wie auch im Abendlicht. Sehen wir ein rotes Kleid im Film, so ist die Wahrnehmung von „rot" abhängig von der Kunst des Beleuchters. So kann in einer Sequenz ein Kleid auch tatsächlich als „rot" wahrgenommen werden, während in einer anderen Sequenz dieses eigentliche Rot zum Orange mutieren kann. Die Folge sind Irritationen bei den Zusehenden.

Filmische Farbe hingegen „sorgt für visuelle Unruhe und muss verarbeitet werden" (Brinckmann 2014, 24). Gehen Sie nun wieder zu Ihrer, inzwischen als Farbfilm gedrehten, Landschaft zurück. Und stellen Sie sich vor, Sie sitzen jetzt im Dunkel eines Kinosaals. Allein schon der imaginäre Wechsel von einer vielleicht sonnendurchfluteten Landschaft in einen verdunkelten Kinosaal fordert von Ihren Augen Adaptationsvorgänge, die im Alltag laufend zu vollziehen sind. Aber anders als in Spielfilmen prasseln diese unterschiedlichen Lichtverhältnisse nicht auf die Augen, so dass unser Gehirn ausreichend Zeit hat, die nötigen Abänderungen vorzunehmen.

Je nachdem, wie schnell oder langsam die Schnittfolge eines Films ist, um der Erzähldramaturgie gerecht zu werden, sehen wir vielleicht gerade eine Szene in der Wüste, die einen gleißend hellen Eindruck hinterlässt. Und im nächsten Moment werden wir durch eine Rückblende in einen grauen Novemberalltag in Manhatten geführt. Filme nützen diese Intervention, um die momentane Realität der Zuschauenden vergessen zu machen. Wie Brinckmann (2005) betont, erzeugt dieser Effekt eine intensivierte Wahrnehmung. Der Film zwingt uns zum Sehen (Brinckmann 2005). Darf ich Sie bitten, wieder ganz in Ihr Landschaftsbild einzutauchen? Stellen Sie sich nun vor, Sie sehen Ihre Landschaft durch das Auge einer Fotokamera. Unmerklich vielleicht zentrieren Sie Ihre Aufmerksamkeit auf ein besonderes Detail Ihres Bildes. Sollten Sie später eine Fotografie Ihrer Landschaft zeigen wollen, so werden die Betrachter nur jenen Ausschnitt sehen können, ohne das Umfeld zu sehen. Sie selbst hingegen erinnern sich sehr wohl an das Umfeld und an alle anderen Details. Und wenn Sie nun statt der Fotokamera durch eine Filmkamera sehen, so beginnt sich Ihre Landschaft zu bewegen. Das, was Ihnen einer näheren Betrachtung für wichtig erscheint, zoomen Sie heran, dann wieder gehen Sie auf eine Großaufnahme, um vielleicht einen künstlerischen Schwenk zu vollziehen und noch tiefer in das Bild einzutauchen. Sie folgen einer inneren Dramaturgie. Wenn Sie nun Ihren Film vorführen würden, so würden die Betrachter wiederum die Landschaft nur durch Ihre Augen kennenlernen: Genau das passiert auch in den Spielfilmen. Diese zwingen uns zum Sehen im Hier und Jetzt und erlauben uns, gar nicht auf unsere eigene Vorstellungswelt zurückzugreifen. Selbst Vergangenes, dargestellt durch Rückblenden, wird uns vorgegeben. Der Zeitmodus des Films, und dies trifft nach Seel auf alle Genres zu, ist das Präsens: „Er präsentiert die Gegenwart seines klangbildlichen Erscheinens“ (Seel 2013, 77).

Während des Betrachtens eines Spielfilms ist das Eintauchen in Eigenes quasi unerwünscht. Solange die Zuschauenden die Augen nicht verschließen, nehmen sie wahr, was auf der Leinwand zu sehen ist, aber auch, wie es zu sehen ist:

> *„Die durch Filme hervorgerufene Lenkung der Aufmerksamkeit für das Gezeigte basiert stets zugleich auf derjenigen durch das Zeigen: auf der Komposition der bildlichen Sequenzen, die das Gezeigte in einem bestimmten Gestus zum Erscheinen kommen lassen“ (Seel 2013, 45).*

Alles, was ein Film zeigt, ist eine Komposition aus Kameraführung und Schnitt in Filmzeit. Seel spricht in diesem Zusammenhang vom Wechselspiel eines imaginierten Raums und einer imaginierten Zeit. „Zusammen erzeugen sie eine Imagination, der seine Betrachter unausweichlich unterliegen, wie sehr diese dabei ihrerseits imaginierend tätig sein mögen“ (Seel 2013, 45). Bilder sind nicht primär Objekte des Sagens, sondern vielmehr des Zeigens (Seel 2013). Sie fordern eine doppelte Aufmerksamkeit:

- Erstens für den Bildgrund an sich, d.h. „die Fülle der im Rahmen einer zweidimensionalen Fläche sichtbaren Erscheinungen“ (Seel 2013, 58).
- Zweitens, was in der Organisation des Bildgrundes dargeboten wird: „Ein Bild zu sein heißt, den Betrachtern sich und dadurch etwas zu präsentieren“ (Seel 2013, 45).

Bilder, in der Kunstform des Spiel- oder auch Dokumentarfilms gezeigt, erwecken Aufmerksamkeit, weil sie eine Spannung zwischen dem, was sie zeigen und dem, wie sie es zeigen, schaffen. Als normaler Zeitungsleser würden Sie sich wohl kaum Gedanken über das Verhältnis von Präsentiertem und Präsentation beim Betrachten von Fotos, die im Sportteil abgedruckt sind, machen. Ich möchte es fast als Diktat des Films bezeichnen, dass diese Kunstform nicht nur seine Zeit, seinen Raum aufzwingt, sondern uns „in eine Zone der Imagination auch und gerade dann [führt], wenn seine Ansichten aus Aufnahmen der realen Welt hergestellt sind“ (Seel 2013, 61).

Anders als in der Arbeit mit der Bibliotherapie, bei der ein Verweilen an einer Stelle, eines literarischen „Bildes“ möglich ist, setzt der Kinofilm „die Zuschauer physisch und ‚metaphysisch‘ seiner eigenen audiovisuellen Bewegung aus, die in einen Angriff auf ihr leiblich-seelisches Gleichgewicht münden kann“ (Seel 2013, 65). Heutzutage steht es wohl außer Streit, dass Fotografie und Film Ausdruck von künstlerischer Kompetenz sein können. Rudolf Arnheim postulierte schon in der Erstausgabe von „Film und Kunst“ 1932 die Kunstfähigkeit beider Formen, in dem er darauf verwies, dass sie nicht nur „ein mechanischer Abklatsch“ (Arnheim 2016, 45) der Wirklichkeit darstellen, sondern die Kamera völlig andere Eindrücke wiedergeben kann, als sie das Auge sieht.

„Die technische Möglichkeit ist die wirksamste Inspiration. Der Apparat ist die Muse“ (Balázs in Arnheim 2016, 45). Und der Mensch, der die Kamera führt, ist ein von dieser Muse Geküsster. Die Faszination des Films entsteht bei den Zusehenden erst dann, wenn sie bereit sind, sich auf das Geschehen im Film einzulassen. Erst dann „werden sie dahin mitgenommen, wohin allein er sie führen kann“ (Seel 2013, 84) – Ein Analogon für den psychotherapeutischen Prozess. Bedeutet, dass das Heilende, das in einem psychotherapeutischen Prozess entstehen kann, davon abhängig ist, inwieweit sich Therapeut und Patient auf eben diesen Prozess vollständig einlassen.

BEISPIEL

Patienten im Therapieprozess

Im stationären Setting war ich die Psychotherapeutin einer im Alter von drei Monaten vollständig erblindeten Patientin (Frau A.). Schon im Vorfeld des geplanten stationären Aufenthaltes hatte die Patientin gemeinsam mit ihrer Alltagsbetreuerin alle relevanten Türschilder mit Klebern in Braille-Schrift versehen und war – geleitet durch den Blindenstock – alle Wegstrecken abgegangen, die sie auch während des stationären Aufenthaltes zu bewältigen hatte. Frau A. hatte zwei Kinder groß gezogen, alleine, denn sie hatte sich, bedingt durch die ständigen Abwertungen und Anfälle verbaler Gewalt seitens des Kindesvaters, schon bald scheiden lassen. Die Kinder waren mittlerweile erwachsen, der Sohn lebte noch bei der Mutter. Frau A. hatte zwar ihren Alltag sehr gut im Griff, sie konnte eigenständig leben, allerdings zeigten sich zunehmend krankmachende Spuren in ihrer Seele.

Frau A. konnte „Farben sehen". Obwohl sie nie bewusst Farben wahrgenommen hatte, hatte sie eine Vorstellung, wie z. B. „rot" oder „blau" „aussieht". Sie war bis ins kleinste Detail perfekt in allen Farbschattierungen gekleidet, ja sie konnte sogar wahrnehmen, welche Farben ich trug, nachdem sie mich berührt hatte. Auf ihren ausdrücklichen Wunsch hin wollte sie unbedingt an der Filmtherapie teilnehmen. Wenn möglich, spielte ich die Filme mit einer Hörfassung ab, aber nicht alle Spielfilme sind mit dieser Sonderspur zu haben. Frau A. saß in der ersten Reihe im Zuschauerraum und verfolgte hoch konzentriert die gezeigten Spielfilme. An ihrer Mimik war nicht immer abzulesen, was in ihr vorging. Aber ihre körperliche An- oder Entspannung war zu spüren. Und sie konnte offenbar Stimmungen „vorweg nehmen", denn immer wieder begann sie zu schmunzeln oder aber zu weinen, noch bevor die entsprechende Szene gezeigt wurde. Besonders interessant waren ihre Rückmeldungen. Sie konnte, wohl bedingt durch ihre Blindheit, viele Zwischentöne und jene Nuancen wahrnehmen, die wir Sehenden (vielleicht gerade wegen unseres gut ausgeprägten Sehsinns) nicht oder nur ansatzweise wahrnehmen konnten. Sie „sah" oft auch manch anderes, was wir Sehenden nicht sehen konnten. Immer aber waren ihre Aussagen stimmig, bedeutet, sie stimmten mit dem, was zu sehen war, überein. Ich konnte Frau A. insgesamt 20 Wochen therapeutisch begleiten. Sie hat die Filmtherapie in einer Reflexion als Beitrag zur Stärkung ihres Selbstwertes bezeichnet. Sie fühlte sich ebenbürtig und, im Gegenteil, bei dieser Form der Intervention hat sie offenbar – im Sinne einer sinnstiftenden Entwicklung – die Blindheit

„sehend“ gemacht. Sollten Sie ebenfalls blinde Patientinnen betreuen, lassen sie diese als Experten ihrer selbst entscheiden, ob sie an der Filmtherapie teilnehmen möchten. Neben der Sonderspur könnte auch eine kurze Inhaltsangabe vor dem Ansehen des Films hilfreich sein.

Interessanterweise wurde in den 1930er/1940er Jahren die Verwendung von Farbe in Spielfilmen geradezu als „vulgär“ betrachtet. Der nicht immer durchgängige Einsatz von Farbe war zu dieser Zeit Musicals, Kostümspektakeln oder Märchenfilmen vorbehalten. Die „realistischen“ Filmvorlagen, wie Kriegs- oder Gangsterdramen, aber auch psychologisch intendierte Geschichten wurden nach wie vor in Schwarz-weiß gedreht. Dies änderte sich erst in den 1950er Jahren, als sich allmählich Farbfilme gegen Schwarz-Weiß-Filme, auch aufgrund der größeren stilistischen Möglichkeitspalette, durchsetzten. Ich möchte an dieser Stelle auf ein filmhistorisches Detail verweisen, das vielleicht auch in der Filmtherapie – im Zusammenhang mit der Behandlung von Gender-Themen – wert ist, beachtet zu werden: Der Einsatz von Farbe hatte auch Auswirkungen auf die Karriere von Schauspielerinnen.

„Ob es sich bei einem Star um eine Blondine oder eine Brünette handelte, welche Farbe ihre Augen hatten und mit welchem männlichen Star und seinen Körperfarben sie geteamt werden konnte, gab oft den Ausschlag für die Karriere“ (Brinckmann 2005, 28ff.).

Der Einsatz von Farben in Spielfilmen hat, ähnlich wie Musik, eine Auswirkung auf die Dramaturgie. So kann Farbe das Kommende vorwegnehmen, etwa indem sie den Zusehenden vermittelt, dass zwei Menschen zusammen gehören, oder dass eine Person schon Rivalin ist, bevor dies bewusst ist; aber auch, dass eine Liebe vorbei ist, noch bevor entsprechende Dialoge oder Handlungen gesetzt wurden. Da ich selbst gerne Schwarz-Weiß-Filme in der Filmtherapie verwende, möchte ich noch kurz auf die Faszination dieses Genres eingehen. Für mich persönlich erzählt ein Schwarz-Weiß-Film oftmals mehr, in dem er etwas wesentliches, uns aus der Realität vertrautes, weglässt: nämlich die Farbe. Der Film **„Alexis Sorbas“** (1964) würde ganz anders auf uns wirken, wäre er in Farbe gedreht worden (möglicherweise ähnlich irritierend wie die Version des Films „Fahrenheit 451“, in dem Oskar Werner mit seiner so prägnanten Stimm-Melodie und Ausdruckskraft durch eine andere Stimme synchronisiert wurde).

Eine Filmgattung arbeitet bewusst mit den Effekten von Schwarz-Weiß, jene des Film Noir. Gezielt eingesetztes Licht formt das Bild und drückt Unheimliches, Unnahbares, Bedrohliches ebenso aus, wie es Gesichter individueller und markanter aussehen lässt als in der bunten Realität.

„All das gibt ihm eine spezifisch fotografische Schönheit, eine Fotogenität, die in der Wirklichkeit kein Äquivalent besitzt" (Brinckmann 2005, 96). Jeder fotografisch Interessierte weiß, wie wichtig Licht für das Gelingen eines Fotos ist. Demnach ist klar, dass es ohne Licht auch keinen Film geben kann. Licht hat nach Alton (1949) zweierlei Funktionen:

- unabdingbare Notwendigkeit für den Film
- „Orientierung für die Zuseher, für Perspektive und Tiefenillusion, für Atmosphäre und Stimmung sowie für ästhetische Werte" (Brinckmann 2005, 112)

Licht wird als filmischer Handlauf für die Erzählung gleichermaßen genützt wie auch für spezielle Betonungen und Effekte. Ebenso wie Licht ist auch das Gegenteil davon Teil des filmischen Ganzen: der Schatten. Auch hierbei hat der Filmschaffende kreative Möglichkeiten, mit Schatten zu experimentieren. Sogenannte „Gobos" – Abdeckschirme – zaubern spezielle Effekte. Wie Licht ruft auch Schatten unterschiedliche Vorstellungen und Erwartungen bei den Zuschauenden hervor: So kann Schatten Kühle vermitteln oder auch das Unheimliche, Bedrohliche, Verborgene. Licht kann wärmen aber auch bloßstellen. Licht im Film schafft Realitäten gleichermaßen wie Illusionen, es erweckt Stimmungen, vermittelt uns einen Einblick in Träume, Gedanken oder Erinnerungen. Oder es versinnbildlicht körperliche Zustände: etwa die drohende Ohnmacht, das Erblinden, oder überhaupt das Entweichen der Seele, den Tod – durch plötzliches Schwarzwerden. Ein filmisch beleuchtetes Gesicht kann uns etwas über das Verliebtsein erzählen oder über den Übergang von Liebe zu Hass, wenn sich die Gesichtszüge verdüstern. Auch die Raumwahrnehmung wird durch den Einsatz von Lichteffekten vermittelt – anheimelnd und warm, etwa durch flackerndes Licht, oder aber kalt und unheimlich, auch darstellbar durch flackerndes Licht. Hier liegt für mich die persönliche Präferenz wieder bei den Schwarz-Weiß-Filmen. Erinnern Sie sich etwa an „**Gaslight**" (1944) oder „**Rebecca**" (1940) und natürlich an DIE Filmszene aus „**Casablanca**" (1942): die Düsterheit und das flackernde Licht, während die weibliche Hauptfigur, gespielt von Ingrid Bergman, wie erstarrt im Raum steht und den Schritten am Dachboden gebannt folgt oder die beinahe spürbare Angst, die Rebecca im gleichnamigen Film empfindet, wenn sie an den Klippen steht. Ganz anders ist das Licht, das beinahe liebevoll das Gesicht von Ingrid Bergman umschmeichelt, während ihr Humphrey Bogart tief in die Augen sieht.

Überstrahlung kann dabei als Metapher für die menschliche Hybris stehen, eingesetzt bei der Darstellung eines Atompilzes oder beim Einsatz von Blitzlicht

– etwa in Hitchcocks Film „**Das Fenster zum Hof**" (1954). Dies sind zusätzliche Elemente, die spezielle Wirkungen bei den Zusehenden hervorrufen. Wer Filmaufnahmen einmal am Set beobachtet hat, wird festgestellt haben, dass jede einzelne Sequenz speziell ausgeleuchtet wird. Großaufnahmen benötigen ein anderes Licht als andere Sequenzen. Frauen werden meist heller und weicher ausgeleuchtet als Männer, auch um das markante Äußere der Männer zu unterstreichen.

> *„Filmisches Licht […] ist ein fluides, nachgerade irrationales Darstellungselement, das viele Formen flexibel anzunehmen vermag und sich wie Proteus dem Zugriff entzieht" (Brinckmann 2005, 114).*

FILME IN DER THERAPIE

EL OLIVO – DER OLIVENBAUM
Regisseur: Icíar Bollaín
Hauptdarsteller: Anna Castillo, Javier Gutierrez, Pep Ambros u. a.

Spanien 2016, Spieldauer ca. 94 Minuten

Inhalt: Im Mittelpunkt dieses Films steht ein sehr alter Olivenbaum, der an ein deutsches Energieunternehmen von seinen eher in ärmlichen Verhältnissen lebenden Besitzern verkauft wurde. Der Großvater war gegen diesen Verkauf, für ihn war dieser Olivenbaum sein ganzer Stolz. Deshalb spricht er seit dem Verkauf nicht mehr. Seine Enkeltochter Alma versucht nun für den sterbenden Großvater diesen speziellen Olivenbaum zurückzuholen. Einem Roadmovie gleich erleben die Zusehenden die skurrile Aktion, die via neue Medien eine unbeabsichtigte Demonstrationslawine nach sich zieht. Alma kann nur noch einen Zweig des alten Baumes retten, den sie ihrem bereits verstorbenen Großvater bringt, und den sie, als Symbol für Wiedergutmachung, einpflanzt.

Eignung für die Filmtherapie: Der Film besticht durch eine Kameraführung, die die Zuschauenden von Beginn an in das Geschehen mit einbezieht. Wir versuchen beinahe die Augen vor dem gleißenden spanischen Sonnenlicht zu schützen und können die große Hitze fast körperlich wahrnehmen. Die eingesetzte Lichttechnik lässt uns die Wärme des spanischen Bauernhofes erleben, aber auch die „Kälte", die zwischen Alma und ihrem Vater herrscht. Die Handlung in Deutschland hingegen ist in kaltes Licht getaucht, Ausdruck von Fremde und „Geschäftemacherei". Es lohnt sich, diesen Film im

Rahmen der Filmtherapie nicht nur auf seinen Inhalt hin zu untersuchen, sondern speziell auch auf Kameraführung und Licht.

Folgende Themenbereiche ergeben sich aus dem Filminhalt:

- Generationenkonflikte
- der Wert der Natur
- Tradition vs. Moderne
- Mut zu unkonventionellen Ideen, Zivilcourage
- die Liebe zwischen Enkel und Großeltern
- was wirklich reich macht
- Zerstörung der Umwelt, Globalisierung

Der Film eignet sich als Lehrgeschichte, zur Bewusstwerdung und zur Entlastung

Eignung für welches Setting: Einzel- wie Gruppentherapie, Erwachsene und Jugendliche

Eignung für welche Diagnosegruppen: alle

2.2.2 Ton, Musik

Spielfilme wirken auf uns auch wegen der „Farbkomposition“ und dem Einsatz von „Klangfarben“. Die Diktion weist auf die Verbundenheit von Kunst und Musik hin, wie Brinckmann (2014, 47) hervorhebt. Ähnlich wie in der Musik können Farben ein Solo spielen, ein Duett oder auch nur eine Begleitung. Sie können wie Töne laut oder leise sein. Was der Klavierspieler seinerzeit bei den ersten Stummfilmen begleitend versucht hat, sind Tonfilm und Filmmusik in den heutigen Spielfilmen. So wird nicht nur der visuelle Sinn der Zuschauenden angeregt. Zusammen mit der Aktivierung des auditiven Sinns wirken Spielfilme auf uns. Im Film eingesetzte Musik trägt zum Spannungsaufbau wie -abbau bei, sie hilft uns, Zeit zu gliedern: „Filme sind Musik fürs Auge“ (Seel 2013, 39). Ich möchte Sie nochmals zu der Übung einladen, mit der ich dieses Kapitel begonnen habe. Da nun schon Zeit vergangen ist, ersuche ich Sie erneut, sich so bequem wie möglich hinzusetzen und nochmals an Ihren Wohlfühlort zu gehen. Vor Ihrem inneren Auge wird wieder das Bild gezeigt, das Sie nun als Film wahrnehmen können. Sie können sich erneut entscheiden, ob Sie lieber einen Schwarz-Weiß- oder Farb-Film sehen möchten. Bisher haben Sie keine Töne gehört. Ich lade Sie nun ein, ganz langsam die Tonspur zu öffnen und einmal die Geräusche wahrzunehmen. Das kann Vogelgezwitscher sein, das sanfte Rauschen von Wellen oder das Lachen von Kindern, das Schnurren einer Katze. Wie ganz von selbst verbindet sich das Gesehene mit dem Gehörten zu einem audiovisuellen Ganzen. Und obwohl Sie vielleicht die Vögel, die zwitschern, nicht im Bild haben, so gehören sie zu Ihrem ganz individuellen Sinnerleben dazu. Geräusche ergänzen Handlungsräume und erweitern den Raum im Film. Was Sie hier gerade erleben, ist ein grundlegendes Gesetz von Spielfilmen.

> *„Ihre Koordinaten sind allein aus der Bewegtheit von Bild und Klang geformt. Filme vollziehen ihre audiovisuelle Bewegung von einem definitiven Anfang bis zu einem definitiven Ende. […] Ihre Konstellationen erweitern die Wahrnehmbarkeit der Welt, indem sie sie drastisch limitieren, und limitieren sie, indem sie sie dramatisch erweitern“ (Seel 2013, 49).*

Ein Film, der Zusehende von Anfang an für sich einnimmt, kann sie in den Filmrhythmus mit einbeziehen, sich quasi aufdrängen. Das Zusammenspiel von der bildlichen Bewegtheit mit der unterlegten Musik sowie allen Formen von Akustik ergibt einen so genannten „Großrhythmus“ (Seel 2013, 52). Wer sich in die Auseinandersetzung um Musik – Film – Emotionen vertiefen möchte, sei an entsprechende filmanalytische Werke, etwa von Claudia Gorbman oder Theodor Adorno und Hanns Eisler, verwiesen. Musik hat Einfluss auf unser Fühlen, auf unsere Emotionen.

> *„Die tonalen Strukturen, die wir ‚Musik‘ nennen, weisen eine große logische Ähnlichkeit mit den Formen menschlichen Fühlens auf: Formen des Anwachsens und Abschwächens, des Fließens und Stauens, des Konflikts und der Auflösung, Formen von Geschwindigkeit, Stillstand, äußerster Erregung und Ruhe oder von subtiler Bewegtheit und traumgleichem Abgleiten. Zwar mag es keine Ähnlichkeit zur Freude oder zum Kummer geben, aber doch zur Heftigkeit der einen, zur Bitterkeit des anderen oder beidem – zur Großartigkeit und Prägnanz und zum stetigen Wechselspiel alles lebhaft Gefühlten. […] Musik ist ein tonales Analogon zum Gefühlsleben“ (Langer 1953 in Dyer 2005, 126).*

Allerdings kann ein musikalisches Kunstwerk bei dem einen Zuhörer Freude, Begeisterung, Höhengefühle ausdrücken – als Beispiel nenne ich hier Bruckners „Achte“-Symphonie; bei einem anderen Zuhörer könnten sich Unruhe, Stress und Hektik einstellen. Musik im Film künstlerisch eingesetzt, kann das Gesehene verstärken oder aber auch zur Irritation beitragen. Oder sie kann, wie

Arnheim dies bezeichnet, komplementär zur Mehrgleisigkeit eingesetzt werden. Kritisch sehen Adorno und Eissler die Verwendung von sogenannten Leitmotiven, da die Musik den narrativen Bedürfnissen untergeordnet werde. Auch die musikalische Doppelung des gezeigten, der Effekt des „mickey mousing" wird kritisiert (Dyer 2005, 122ff.). Musik kann „den Geist eines Films" ausdrücken (Dyer 2005,129) oder aber auch ganz andere Assoziationen wecken.

Meine verstorbene Reitlehrerin war Gründungsmitglied der „Ostseequadrille", einer Reitgruppe, die ein ganz spezielles „Pferdeballett" gezaubert hat. In einer der Aufführungen wurde eine gerittene Choreographie zur Musik von „Fluch der Karibik" einstudiert. Wann immer ich diese Musik höre, verbinde ich sie nicht mit dem Film, sondern mit der Ostseequadrille. Anders ist dies z. B. bei der Filmmusik von **„Alexis Sorbas"** (1964) oder **„Love Story"** (1970). Das zeigt, dass Spielfilme auch via Musikerinnerung in unserem Gedächtnis bleiben können.

FILME IN DER THERAPIE

WIE IM HIMMEL
Regisseur: Kay Pollak
Hauptdarsteller: Mikael Nyqvist, Frida Hallgren, Helen Sjöholm u.a.

Schweden 2004, Spieldauer ca. 127 Minuten

Inhalt: Der international berühmte Dirigent Daniel Daréus kehrt nach einer Erschöpfungsdepression und einem Zusammenbruch an den Ort seiner Kindheit zurück. Er hat seine Karriere beendet. In Rückblenden erfahren die Zuschauenden Biographisches. Die Dorfbewohner, vor allem der evangelische Pastor, sieht Daniel sehr kritisch. Dennoch übergibt er ihm die freie Stelle eines Kantors. Daniel, der eigentlich nie mehr mit Musik zu tun haben wollte, nimmt das Angebot an. Er lehrt den Chormitgliedern, was Musik tatsächlich ist. Der Chor könnte sich nicht bunter aus sehr unterschiedlichen Mitgliedern zusammensetzen. Die Stimme einer jungen Frau, Gabriella, fasziniert Daniel, er schreibt ein eigenes Lied für sie. Gabriella ist mit einem gewalttätigen Mann verheiratet, sie hat zwei Kinder. Im Laufe der Geschichte zeigt sich, dass auch Daniel in Kindertagen Opfer dieses Mannes geworden ist. Viele Filmstränge führen zum Höhepunkt des Films: der Beteiligung des Chores unter ihrem Chorleiter Daniel an einem internationalen Chorwettbewerb in Salzburg. Es gibt kein klassisches Happy End, dennoch hat sich für Daniel das Leben erfüllt.

Eignung für die Filmtherapie: Achtung: der Film kann Gewaltopfer triggern; weiterhin wird in einer Szene die Tötung eines Hasen gezeigt. Nach einer guten Vorbereitung bietet der Film aber sehr viele Themen, die in der Gruppen- und Einzeltherapie aufgearbeitet werden können.

Folgende Themenbereiche ergeben sich aus dem Filminhalt:

- Musik als Teil der Identität
- jeder Mensch ist musikalisch
- Werte wie Familie, Ehe, Kirche, Dorfgemeinschaft, Freundschaft
- Gewalt gegen Menschen in unterschiedlicher Form und die Frage „Wer hilft den Opfern?" (Hinschauen statt wegschauen)
- Liebe
- alte Pfade verlassen, neue Wege gehen
- Umgang mit mental beeinträchtigten Menschen
- Loslassen, Tod und die Frage „Was ist ein erfülltes Leben?"

Der Film eignet sich als Lehrgeschichte, zur Bewusstwerdung und (teilweise) zur Entlastung.

Eignung für welches Setting: Einzel- wie Gruppentherapie, Erwachsene und ältere Jugendliche

Eignung für welche Diagnosegruppen: nur nach gründlicher Vorarbeit auch für Patienten mit Traumafolgestörungen, sonst für alle

Sollten Sie noch in einem tiefenentspannten Zustand sein, so erlauben Sie sich, nun in Ihrem Tempo ins Hier und Jetzt zurück zu kommen.

2.2.3 Kamera, Schauspiel-Figuren, Narration

Filme haben auch deshalb eine spezielle Faszination, weil die Zuschauerin zwar äußerlich an einem festen Platz sitzt, als ästhetisch empfindendes Subjekt hingegen „bewegt" sie sich bzw. wird sie durch den Film bewegt.

Anders als im Theater, in dem sowohl der dargestellte Raum wie auch die Beziehung zwischen Theaterbesucher und Schauspiel unveränderlich sind, hat der Filmzuschauer zwar auch einen festen Platz, von dem aus aber sein Seh- und Hörsinn in Bewegung sind. Es scheint auch, als ob sich der Raum im Film ständig bewegt: Mal kommt er auf den Zuschauer zu, mal entfernt er sich wieder. Kameraeinstellungen, Montagen, Trickelemente, Schnitt – all das muss dem Bühnentheater vorenthalten bleiben.

Als Filmbetrachtende begleiten uns Licht und Klang durch einen Filmraum, während uns die Narration quasi an der Hand nimmt. Anders als in der Bibliotherapie, die Platz für eigene Räume lässt, zwingt uns der Film, wie schon gesagt, seine Zeit und seinen eigenen Raum auf. Seel unterscheidet weiterhin den im Theater geschaffenen Raum *„von Bildern“* vom im Film virtuell geschaffenen *„Bildraum“*, der zudem einen virtuellen Raum konstituiert und eröffnet (Seel 2013, 90). Dieser Raum kann sehend, hörend und spürend wahrgenommen werden. Ein weiteres Spezifikum des Films ist die dargestellte Plastizität. Durch Hervorheben von scheinbar unbeteiligten Dingen wie Aschenbecher, Vasen oder Koffer, erhalten diese Dinge eine plastische Qualität, dienen als vielfältige Metaphern, entwickeln ein kurzes Eigenleben, das Teil des Narrationsstranges ist. Ebenso wenig wie wir uns als Filmzusehende aussuchen können, was wir sehen wollen, nimmt die Kamera auch die Interpretation des Gesehenen vorweg. Gezeigt werden Figuren, verkörpert durch Schauspielerinnen, die wie von unsichtbarer verlängerter „Kamerahand“ und gänzlich unsichtbarer Regiehand geführt werden. Anders als im Theater, in dem die Schauspieler auf der Bühne mit dem Publikum interagieren, der dargebotene Moment über Beifall oder Missfallen entscheidet, agieren die Darstellerinnen im Spielfilm „in einem unzugänglichen und unabänderlichen, durch automatisch projizierte Bildfolgen hergestellten virtuellen Raum“ (Seel 2013, 95ff.).

Einstellungen und Schnittfolgen, verändertes Licht, Stille oder Ton erzeugen Handlungsabläufe, die den Figuren jene Performance bieten können, die ihnen die klangbildliche Bewegung des Films gestattet. Damit ist keine Minderbewertung der Darsteller gemeint, denn gerade sie sind es, deren Schauspielkunst die Brücke zu den Zusehenden schlägt. Es gibt eine Anekdote von Robert Mitchum, der an den Rand eines Drehbuchs zu seiner Rolle „No acting required“ geschrieben haben soll. Damit wird genau die Rolle des Schauspielers im Spielfilm auf den Punkt gebracht: Er hat die Rolle nicht *zu spielen*, er hat sie *zu sein*. Eine Vielzahl von verstorbenen und noch lebenden Schauspielerlegenden sind uns einerseits wohl genau deshalb in positiver Erinnerung geblieben: Wir haben ihnen die Rolle im jeweiligen Spielfilm „abgenommen“. Andererseits irritieren uns Spielfilme, in denen Schauspieler „spielen“, vielleicht weil das Casting nicht passend war oder aber das Bemühen um das „Spielen“ einer Rolle zu sehr im Vordergrund stand. Solcherart fehlbesetzte Spielfilme können, so Brinckmann (2014), Zuschauergefühle geradezu verhindern oder emotional in eine falsche Richtung führen. Ein stimmiger Film löst eben jene Versunkenheit der Zusehenden aus, von der die Filmtherapie den therapeutischen Nutzen zieht. Zusehende, die derart im Geschehen versunken sind, vergessen für diese Momente auch ihre Körper und „schlüpfen“ gedanklich in jene auf der Leinwand gezeigten. Brinckmann spricht in diesem Zusammenhang vom Entstehen einer „somatische[n] Empathie“ (Brinckmann 2014, 183ff.).

Oder aber die Figuren lösen in uns Ekel und Abscheu aus und lassen uns dadurch wieder „dankbar“ und freundlich dem eigenen Körper zuwenden.

Nicht jeder Professionelle hinter der Kamera, als Regisseurin, als Drehbuchautorin oder als Darstellerin, kann diese Momente einfangen und ausdrücken. Aber auch nicht jeder Zuschauer ist, abhängig von der individuellen Tagesverfassung, in seinem empathischen Empfinden gleich. Um es vorweg zu nehmen: Auch diese Tatsachen stellen ein wichtiges Kriterium für die Auswahl der Spielfilme, die in der Filmtherapie eingesetzt werden sollen, dar. Ich werde später darauf eingehen, dass bei den Zuschauenden auch sogenannte „Figurengefühle“ hervorgerufen werden können. Dafür können Filmschaffende in ihre volle Schatzkiste greifen: So entstehen „schöne“ Helden und Heldinnen, in deren Rollen wir nur zu gern schlüpfen würden, oder „hässliche“ Schurken und Bösewichte. Besonders perfid sind dann natürlich jene Figuren, die nicht eindeutig zuzuordnen sind oder aber im Laufe der Handlung von gut auf böse umschwenken. Als Zusehende machen wir uns ein Bild von einer Figur, wir erfassen deren Körper, aber auch deren Persönlichkeit. Wir verbinden dies mit unserer Wahrnehmung des Charakters der Filmfigur, was Eder als „wertend-affektiv“ bezeichnet: „Die affektgeladenen Bewegungsreaktionen erfolgen auf der Basis mentaler Schemata mit unterschiedlichen Graden von Klarheit, Intensität und Bewusstheit“ (Eder 2005, 234). Eder nennt drei Faktoren, die dabei zu berücksichtigen sind (Eder 2005, 234ff.):

- angeborene Auslöser, die einen universellen Charakter haben, wie das Kindchenschema oder das Partnerschema
- Urteile, die auf gesellschaftlichen Normen und Werten beruhen, stellen den soziokulturellen Bereich dar
- Wünsche, Ängste und Begehren, die aus der individuellen Sozialisation entstanden sind

Diese und weitere Faktoren führen dazu, dass durch Figuren Emotionen bei den Zuschauenden geweckt werden. Wir freuen uns, wenn die Hauptfigur ein Happy End erlebt, sind traurig, wenn der Film in eine andere Richtung geht. Filmfiguren haben auch deshalb eine Wirkung auf die Zusehenden, weil sie Emotionen darstellen, wie wir sie im Alltag vielleicht zurückhalten – denken Sie z. B. an Wut, eine Emotion, die gerade in Mitteleuropa nicht unbedingt zu den gesellschaftlich erlaubten Gefühlen zählt. Außerdem dürfen Filmfiguren sich rasch wechselnde Emotionen erlauben. Stimmige Filmfiguren sind für die Zuschauenden nachvollziehbar, nicht immer unabhängig vom Geschlecht, aber unabhängig von der kulturellen Herkunft.

Was Diagnoseschlüssel in der Medizin, Psychologie und Psychotherapie sind, ist die Theorie des universellen Gesichtsausdrucks für einen Teil der Emotionen. Paul Ekman (1988) hat erforscht, dass Fröhlichkeit, Wut, Trauer, Angst, Überraschung und Verachtung universell und unabhängig von der Zugehörigkeit zu einem Kulturkreis erkennbar sind. Diese Grundemotionen, das zeigen zahlreiche Studien, sind unabhängig von der kulturellen Zugehörigkeit stets mäßig bis gut erkannt worden (Brütsch et al. 2005). Von diesen Studien ausgehend haben Psychologen eine „Theorie des universellen Gesichtsausdrucks von Emotionen (TUE)" erstellt. Die Grundemotionen machen einen wesentlichen Teil menschlichen Lebens aus. Es gibt darüber hinaus Mischungen aus mehreren Grundemotionen oder aber auch Spezialisierungen. Demgemäß stellt etwa Scham eine Form der Spezialisierung von Verachtung oder Ekel, nämlich Verachtung und Ekel sich selbst gegenüber, dar (Tan 2005, 266f.). Wie ich schon angemerkt habe, gibt es kulturelle Vorschriften, welche Emotionen gezeigt werden dürfen und welche nicht. „Art und Intensität des Gesichtsausdrucks sind an soziale Rollen gebunden und werden durch die jeweilige Situation bestimmt" (Tan 2005, 267). So verlangt die Etikette häufig, dass Frauen Ärger und Wut nicht in z. B. Form von Flüchen äußern dürfen, wohingegen bei Männern dies als durchaus „männlich" und damit passend angesehen wird. Wir haben dadurch lernen müssen, unsere tatsächliche Emotion nur durch eine Art kultureller Maske zu zeigen. In der Emotionspsychologie wird dies als „emotionales Leck" bezeichnet (Tan 2005, 267).

Um den Figuren „Leben einzuhauchen", bedarf es exzellenter Schauspielerinnen, deren Gesichtsausdruck wie Körpersprache uns Zusehenden dabei hilft, die Emotionen zu erfassen. Und es bedarf eines guten Zusammenspiels von Kamera, Regie, Dramaturgie, Schnitt und Musik, um das Schauspielergesicht optimal zu erfassen. Ganz besonders anschaulich wird dies bei Liebesszenen. Denken Sie nur an die schmerzhafte Sehnsucht der Ingrid Bergman in **„Casablanca"** (1942) oder aber an die Empörung, die aus den aufgerissenen Augen eines Fernandel zu lesen ist, wenn er sich als Don Camillo wieder einmal über seinen Gegenspieler Peppone entrüstet. Aber nicht immer sind Filmgesichter so eindeutig zu interpretieren. Anthony Hopkins ist ein Schauspieler, der es den Zusehenden nicht so leicht macht, ihn zu „lesen", etwa in der Literaturverfilmung von **„Was vom Tage übrig blieb"** (1993). Tan (2005) verweist darauf, dass z. B. die Figur des von Aschenbach in **„Tod in Venedig"** (1971) keine Grundemotion darstellt, der Gesichtsausdruck und der ganze Habitus aber als Homo Patiens wahrzunehmen ist. Der tiefe Schmerz, das Leiden an sich selbst, dargestellt durch Dirk Bogarde, bestimmt den ganzen Film. Eine besondere Herausforderung für die Zuschauenden stellen Gesichter dar, die nicht als Gesichter erkennbar sind, etwa weil sie verunstaltet (z. B. bei **„Der Elefantenmensch"** (1981) oder maskiert sind. Smith verweist darauf, dass der Ausdruck von Emotionen in zwei Richtungen zielt: zum einen nach innen, „zum subjektiven Seinszustand der Figur, und zum anderen nach außen, zu Personen, die die Figur ebenfalls wahrnehmen und mit ihr interagieren“ (Smith 2005, 295).

Gesichter, die keine Emotionen ausdrücken, irritieren und machen unsicher, weil sie die Möglichkeit sozialer Interaktion vorenthalten. Aber auch hier sei darauf verwiesen, dass Film immer eine Illusion darstellt, also eine Kunstform ist. Ein realer Gesichtsausdruck ist nicht mit dem gestalteten, gespielten, inszenierten Gesichtsausdruck eines Films zu verwechseln. Forschungen (z.B. Smith 1999) haben gezeigt, dass Filmfiguren, die uns sympathisch sind, leichter unsere Empathie ansprechen. Aber dies ist keine unabdingbare Voraussetzung. Manchmal kann eine Situation so nachvollziehbar und gefühlsträchtig sein, dass wir dennoch Empathie mit einer Figur entwickeln, die uns eigentlich unsympathisch wäre. Allerdings sind dann unsere Gefühle flüchtiger. Zudem können moralische Überzeugungen mit Zuschauergefühlen in Konflikt geraten: „manchmal billigen wir fiktionale Taten emotional, die wir in der Realität verurteilen würden, weil wir den Täter empathisch verstehen“ (Brinckmann 2005, 339).

Filmisch unterstützt werden diese Prozesse durch Großaufnahmen von Gesichtern. Je mehr eine Figur von sich preisgibt, von ihren Gefühlen, Wertvorstellungen, Plänen, Sehnsüchten, desto eher sind Zuschauende bereit, sich auf diese Figur einzulassen, sie emotional zu erfahren. Brinckmann (2005) verweist auf die Tatsache, dass Spielfilmfiguren immer künstliche Artefakte sind, entsprungen aus einem Drehbuch, keine autonomen Ganzheiten, sondern realisierte Schöpfungen von Drehbuch und Regie. Obwohl Schauspielerinnen jenen Figuren, die sie darstellen, ihren Stempel aufdrücken, sprechen sie dennoch jenen Text, den das Drehbuch vorsieht. Alles in allem sind Spielfilmfiguren steuerbar. Hingegen werden in Dokumentarfilmen reale Personen gezeigt, viel ist dem Zufall überlassen, die Texte sind Ausdruck einer individuellen Person. Oftmals zieren sich Personen, die in Dokumentarfilmen ihr Innerstes nach außen kehren sollen; ganz anders im Spielfilm, der ja geradezu von Intimitäten lebt. Und noch eine Funktion erfüllen fiktive Figuren: Sie lassen uns teilhaben an menschlicher Entwicklung, geben Einblicke in Lernprozesse, zeigen Möglichkeiten der Selbsterkenntnis und -reflexion ebenso auf wie moralisches Wachstum oder auch Selbstverantwortung. Da die Zuschauenden die Figuren nur durch deren Handlungen wahrnehmen, bildet die Handlung das Zentrum der Aufmerksamkeit. Die Figuren werden von den Zusehenden ständig bewertet und eingeschätzt. Fast alle populären Filme erfüllen einen moralischen Auftrag. Manche Filme leiten die Zuschauenden quasi zur Erkenntnis, manche überlassen ihnen ihre individuelle Einschätzung. Gerade diese Filme bieten eine gute Basis für die filmtherapeutische Auseinandersetzung, wie ich in den nachfolgenden Kapiteln noch zeigen werde.

„Als die Bilder laufen lernten“, stand die Attraktion im Fokus dieses Mediums. Das Gezeigte hatte kaum einen – im Stummfilm nur via Bild – Erzählhintergrund. Vielmehr konnte bei den Zusehenden, die bei den Drehaufnahmen nicht vor Ort waren, der Eindruck erweckt werden, Zeit-Zeugen besonderer Ereignisse zu sein. Dokumentarfilme greifen heute gerne noch auf dieses Archivmaterial zu, aber auch in Spielfilmen wird dokumentarisches Archivmaterial eingesetzt. Historisch gesehen haben Filme immer das Narrative vor die Attraktion gestellt, wobei Seel (2013) betont, dass Filme an sich schon „Attraktion“ darstellen.

Während Literatur dazu einlädt, eigenen Vorstellungen nachzuhängen, lässt der Film dies nicht zu. Lese ich ein Buch, so steht es mir frei, mit dem Schluss zu beginnen, oder es „quer zu lesen“. Sehe ich mir einen Film im Kino an, so muss ich mich auch dem dort üblichen zeitlichen Ablauf unterwerfen. (Wobei ich natürlich auch die Filmvorführung verlassen könnte, ähnlich wie ich ein Buch weglegen kann, wenn es meinen Erwartungen nicht entspricht.) Literarische Texte werden durch mein Lesen „lebendig“, der Inhalt von Spielfilmen wird dann in mir lebendig, wenn ich mich den filmischen Gegebenheiten hingebe.

Erzähltes findet sich in jeder Kunstgattung, denken Sie nur an die „Bildbeschreibungen“, die Teil des Deutschunterrichts waren, oder aber auch Ausdrucksformen der Architektur, deren Werke etwas erzählen sollen. Seel (2013) ortet Erzählen als eine grundlegende menschliche Disposition. Ich möchte dies mit der Tatsache ergänzen, dass auch Tiere „erzählen“ (s. „Exkurs: Das Tier im Film“). Erzähltes legt Zeugnis ab über Erlebtes in der Vergangenheit, Gegenwart oder aber auch in der Zukunft. Es sind die Spuren, die wir hinterlassen haben und gerade dabei sind, auf unseren Lebenswegen zu manifestieren. In Erzählungen werden Beziehungen zwischen Zuständen und Ereignissen ebenso hergestellt, wie sie auch verdeutlichen, warum was wann wie geschehen ist, gerade geschieht oder vielleicht geschehen wird. Erzählungen müssen nicht auf verbaler Ebene stattfinden. Aus der Kommunikationswissenschaft ist bekannt, dass sowohl wir Menschen wie auch Tiere mehrheitlich auf das körpersprachlich Ausgedrückte reagieren. Und auch das vielleicht bewusste oder nicht bewusste Nicht-Erzählen stellt eine wichtige Information dar. Erzählung schafft Beziehung und vice versa ermöglicht Beziehung oftmals erst Erzählung.

Seel (2013) verweist darauf, dass es zwar auch nicht-narrative Filme gäbe, die Mehrzahl der Filme hingegen lebe von einem für die Zuschauenden nachvollziehbaren Erzählstrang. Jede Geschichte beginnt mit einem Anfangspunkt und endet mit einem Schlusspunkt, selbst wenn als künstlerische Form jene eines „offenen Endes“ gewählt wird. Zwischen Anfang und Ende geht es um Erzählungen, wie es gewesen ist, vielleicht auch gewesen sein könnte und wie es auch sein würde. In Robert Altmanns Film **„The Player“** (1992) gibt die Figur des skrupellosen Produzenten Griffin ein filmisches Geheimnis preis, das wiederum eigentlich keines ist: Auf die Frage, was einen guten Film ausmacht, antwortet sie:

> *„Suspense, laughter, violence, hope, heat, nudity, sex, happy endings. Mainly happy endings" (zitiert nach Christen 2005, 189).*

Spielfilme, die uns glauben machen wollen, „dass am Ende alles gut ist", hinterlassen, wenn das Happy End nicht zu dick aufgetragen wurde, ein angenehmes Gefühl. Sehr oft kommt als Feedback in meinen Filmtherapien deshalb auch auf die Frage, was die Patienten beim eben angesehenen Film anders gemacht hätten, die Antwort: „in jedem Fall einen guten Ausgang". Dennoch: Filme, die so enden, entsprechen kaum der Wirklichkeit. Aber sie geben den Zusehenden ein Gefühl der Sicherheit und Geschlossenheit. „So und nicht anders ist es. Da kommt nichts – in den Augen vieler Zusehenden – Schlimmes mehr". Zudem vermitteln Filme mit einem vorhersehbar „guten" Happy End den Eindruck: „Was die Figur im Film kann, ist gar nicht so schwer. Ich kann das auch". Da ich zumindest als Zuseherin nicht fürchten muss, vom Ende überrascht zu werden, kann ich mich mehr auf den Weg, der dorthin führt, einlassen. Auch Filme dieses Genres sollten in der Filmtherapie nicht fehlen:

> *Da sie „ein Kontrastprogramm zum Lebensalltag [bieten], kommt der Rezipient doch in den seltenen Genuss, dass im Kino alle Rechnungen aufgehen und er im Hinblick auf die Problembewältigung in utopischen Kategorien denken und fühlen darf" (Christen 2005, 201).*

Damit ein Film ein wirklich „gutes" Happy End hat, muss einerseits der narrative Strang vorsehen, dass die Geschichte für die Hauptfiguren gut ausgeht. Und „gut" muss auch beim Zuseher – sowohl was die Moralität der Geschichte wie auch die innere Logik betrifft – im Eindruck zurückbleiben. So kann auch ein „trauriges" Ende letztlich dennoch ein gutes Gefühl hinterlassen, wie z. B. das Ende des Spielfilms **„Die Glenn Miller Story"** (1954): Glenn Miller starb sowohl in der Realität als auch im Film bei einem Flugzeugabsturz. Dies berührt gleichermaßen wie es aber auch beruhigt, da der Film den Eindruck vermittelt, dass Ehefrau und Kinder von Glenn Miller im Kreise der Bandkollegen und Freunde ein gutes Weiterleben haben können. Zudem lebt der Big Band Sound von Glenn Miller bis heute, ist also unsterblich.

Allen Erzählformen (wie die des Films) liegt, neben der Unterhaltung, meist auch ein erzieherischer und moralischer Auftrag zugrunde: „Das Kino wird zur moralischen Anstalt, die weniger neue Vorstellungen etabliert als bereits bestehende verstärkt" (Christen 2005, 196). Während das „gute" Happy End in Komödien oder Musikfilmen zu erwarten ist, ist es z. B. in Gangsterfilmen anders. Christen (2005) verweist auf die Möglichkeit eines sogenannten „gebrochenen“ Happy Ends, das jenem des offenen Endes ähnelt, weil uns der Film auch nach dem Abspann noch im Unklaren lässt. Fragen bleiben unbeantwortet, arbeiten in uns nach. Derartige Filme eignen sich erstaunlicherweise besonders gut für die Filmtherapie, wie ich später noch zeigen werde.

Filmisches Erzählen beschränkt sich nicht auf das Verbale, sondern erzählt mit Bildern, Tönen, Licht und Schatten, Details oder Großaufnahmen, Hinzufügungen oder Weglassungen. Im Film wird auch nicht mit Bewertungen gespart. Diese werden vorweg genommen, etwa wie ich dies kurz beim Einsatz von Farbe im Film bereits erwähnt habe, oder aber sie werden dem Zusehenden überhaupt „abgenommen“. Teil des filmischen Erzählens sind auch divergente Perspektiven. Normalerweise kann ich meine von fremden Perspektiven zugleich unterscheiden wie auch in Beziehung setzen. Davon ausgenommen ist wohl das akut psychotische Erleben.

Das narrative Kino wird befähigt, „Situationen in besonderer Intensität aus der Warte der an ihnen Beteiligten zu präsentieren und zugleich auf Situationen geschilderten Handelns und Widerfahrens eine Sicht zu eröffnen und damit dem Publikum nahe zu bringen, die von denjenigen der handelnden Figuren oder Charakteren mehr oder weniger stark differiert“ (Seel 2013, 130).

Gut in Erinnerung bleibenden Spielfilmen gelingt es einerseits, Verständnis zu wecken, andererseits aber auch, Rätselhaftes zu erzeugen. Filme wirken deshalb auf uns, weil wir von Licht, Bild und Ton auf eine virtuelle Reise mitgenommen werden. Aber dies allein würde noch nicht ausreichen, um den bewegten Bildern den Stellenwert zu geben, den sie darstellen.

2.2.4 Film als „emotion machine“ (Empathie)

Ich habe im vorangegangenen Kapitel auf die Grundzüge hingewiesen, die Spielfilme im Besonderen haben. Aber die beste Kameraführung, die exzellenteste Musik, die fabelhaftesten Schauspielerinnen, das beste Script und Casting, der perfekte Schnitt und eine herausragende Regiearbeit würden ins Leere gehen, wenn es nicht gelingt, Menschen emotional anzusprechen. Die Bezeichnung „emotion machine“, die ich diesem Kapitel voran gestellt habe, stammt von Tan (1996). Die Auseinandersetzung mit dem Medium Film war von Anfang an eine wissenschaftlich interdisziplinäre. Zunehmend kommen neben psychoanalytischen Aspekten auch jene aus dem Bereich der Emotionsforschung, der *Cognitive Film Theory*, hinzu (Brütsch et al. 2005; Brinckmann 2014). Warum machen Spielfilme etwas mit uns? Ganz vereinfacht und global gesagt: Sie berühren uns. Etwas in uns bewegt sich. Der Zuseher verwandelt die dargestellte Welt so, dass sie zu seinem eigenen inneren Zustand werden kann. Er leistet quasi eine Übersetzungsarbeit.

> *Seine Tränen bezeugen weniger das schwindende Bewusstsein für die Unterscheidung zwischen fiktionaler und realer Wirklichkeit als vielmehr das Schwinden der Differenz zwischen dem Objekt und dem Subjekt des Empfindens, zwischen dem Bild eines Empfindens und dem Empfinden dieses Bildes" (Kappelhoff 2005, 36ff.).*

Das Kino erzeuge „die dauernde Illusion einer sinnlichen Abstimmung zwischen den Elementen, aus denen die Welt besteht, und zwischen den Körpern, die sich in ihr entfalten" (Bellour 2005, 86f.). Dies deshalb, um eine beständige Entfaltung von Vitalitätsaffekten zu ermöglichen, auf Basis derer die Identifikation mit den Personen und der Fiktion gelingen könne.

Ich gehe bewusst nicht näher auf die Emotions- oder Konfliktforschung ein, da dies weder mein Fachgebiet noch Thema ist. Vielmehr möchte ich taxativ auflisten, wodurch Filme auf Emotionen wirken können:

- Die Zusehenden werden insgesamt sowohl kognitiv wie emotional in das Geschehen miteinbezogen.
- Film als Problemlösungsvorgang: Der gesamte Weg ist eine Aneinanderreihung von Entscheidungen, die in Teil- oder Zwischenzielen realisiert werden.
- Plot Points: Sogenannte „Drehpunkte" verstärken nicht nur das Gesehene, sondern bewirken auch eine emotionale Erregung beim Rezipienten.
- Bewegtheit durch Bewegung: Wuss (2005) betont, dass es im Leben um eine aktive Kontrolle der Umweltereignisse gehe. Dies ist nun beim Ansehen eines Films nicht möglich, weil der Zuschauer nicht direkt in das Geschehen eingreifen kann, aber „er kann sich wenigstens um *passive* Kontrolle im Sinne von besserer Voraussicht und Antizipation der Ereignisse bemühen" (Wuss 2005, 215).

> *„Es ist die räumliche, zeitliche, bildliche, theatralische, narrative, explorative und imaginative Form des filmischen Prozesses, die eine besondere Form der emotionalen Beteiligung an seiner Darbietung ermöglicht. […] Im Kino bewegen sich die Betrachter als ästhetische Subjekte sehend und hörend in einer virtuellen, ihrem leiblichen Zugriff entzogenen Welt und lassen sich von dem, was in ihr geschieht und wie sie geschieht, sehend und hörend, fühlend und verstehend bewegen" (Seel 2013, 205).*

Seel differenziert Stimmungen – Gefühle und Empfindungen –, betont aber, dass die unterschiedlichen Arten des emotionalen Affiziertseins „aufeinander abfärben“ und damit auch die Aufmerksamkeit der Zuschauenden für den kinematischen Prozess färben (Seel 2013, 209). Demnach ist das Ansehen eines Films eine ganzheitliche Tätigkeit. Kognitiv wie emotional gehen wir solange in Resonanz, wie uns der Film in Schwingung versetzt. Auch Eder (2005) ortet eine Vielfalt der Ebenen und Aspekte bei der Affektlenkung von Filmen, die wechselweise aufeinander Einfluss nehmen. Gerade Stimmungen könnten die Wahrnehmung der erzählten Welt für die Zusehenden affektiv einfärben. Nochmals erwähnt sei die zu berücksichtigende Tagesverfassung der Patientinnen: „Sie ebnen Emotionen den Weg: Wenn ich bereits in einer traurigen Stimmung bin, werde ich eher Trauer über ein fatales Ereignis empfinden“ (Eder 2005, 227).

Wie sehr uns Filmschaffende beeinflussen können, zeigt die Tatsache, dass die Stimmung einer bestimmten Figur bestimmte Emotionen bei den Zuschauenden auslösen kann. Schon allein die Farbwahl oder die Geräusch- bzw. Musikauswahl (z. B. unangenehme Geräusche oder dissonante Musikklänge) können dazu beitragen, dass eine Figur deshalb negative Emotionen beim Publikum auslösen kann. Die zitierten Autoren sind sich darüber einig, dass dieses „mit einem Filminhalt mitschwingen“, nicht allein an die Figuren gebunden ist, sondern ebenfalls ganzheitlich aufgrund des Spezifikums dieses Mediums zu verstehen ist.

Filme, und zwar sowohl Dokumentar- wie auch Spielfilme, regen die Anteilnahme am Erleben der Figuren an. Wenn wir einen Film ansehen, so bringen wir unsere individuelle momentane Gefühlslandschaft mit. Diese kann beispielsweise von heiter (wenn dem Ansehen z. B. ein schönes Wochenende vorangegangen ist) bis ärgerlich (etwa wenn dem Ansehen etwas nicht Gelungenes vorangegangen ist) reichen. Doch völlig unabhängig davon fühlen wir mit den Filmfiguren mit, wir spüren deren Schmerz, Verzweiflung, Angst aber auch deren Glück und Zufriedenheit.

> *„Der imaginative Mitvollzug der Konfliktsituation der Figur, die ihr Problem lösen will, setzt uns als Zuschauer einer doppelten Unsicherheit aus. [...] In Abhängigkeit von den Diskrepanzen im Handlungsgeschehen können sich die Empathiebeziehungen des Zuschauers gegenüber einer Figur ändern, stärker oder schwächer werden. In jedem Fall spielt der für Emotionen so wichtige Zusammenhang von Konflikt und Handlungsmächtigkeit eine zentrale Rolle“ (Wuss 2005, 219).*

Wuss (2005) meint, dass wir sogar mit Strichmännchen mitfühlend sein können (natürlich auch mit Tieren – ob echt, aus Plüsch oder als Fabelwesen, wie ich später noch zeigen werde).

Die Filmforschung hat sich in letzter Zeit auch die Untersuchung des Genres auf die Emotionalität zur Aufgabe gemacht. Jedes Genre scheint von Beginn an entsprechende Erwartungen zu wecken, die es im Laufe des Films befriedigt.

> *„Offenbar sorgt das Genre über ein bekanntes Formenangebot dafür, dass mit seiner Erkennung durch den Rezipienten eine angemessene emotionale Zuschauerreaktion bereits mit Beginn eines aktuellen Filmerlebens unverzüglich wirksam werden kann […]" (Wuss 2005, 220).*

Komödien bewältigen Konflikte anders als Tragödien, diese wiederum anders als Melodramen usw. Friedrich Dürrenmatt schrieb in seinem 1955 erschienenen Buch „Theaterprobleme": „Die Tragödie überwindet die Distanz […] Die Komödie schafft Distanz" (Dürrenmatt 1955 zitiert nach Wuss 2005, 220). Wolz (2005 und auf www.cinematherapy.com) verweist auf eine dreifache Wirkung, die Spielfilme auf uns haben können: Filme als Lehrgeschichte; Filme zur Bewusstwerdung und Filme zur Entlastung, also zur Katharsis.

Exkurs: Lachen und Weinen

In einer Online-Ausgabe der „Welt" (Kröning 2015) wurde eine Umfrage präsentiert, wonach 18,5 % der befragten Deutschen bei rührenden Filmszenen Tränen vergießen. Bei Frauen war dies sogar der häufigste Grund, zu weinen (31,4 %).

Der Mensch ist die einzige Spezies, die Tränen produzieren kann. Tiere zeigen Schmerz nicht in Form von Tränen, sondern durch heulen, winseln oder stumm, wie z. B. Pferde, deren Gesicht Schmerz ausdrücken kann. Zwar können Tiere auch reflektorische Tränen absondern, etwa durch Kälte, Schmutz, Verletzungen, aber nicht aus emotionalem Anlass. Ich beziehe mich nun im Weiteren auf einen Artikel von Benecke (2009).

Studien, (z. B. Vingerhoets / Scheirs 2000, Becht et al. 2001) aus aller Welt belegen, dass Frauen häufiger weinen als Männer, allerdings erst ab der Pubertät. Bis zu deren Beginn gibt es keine Unterschiede. Weinen galt früher als „zu weich", weshalb vielen Kindern versagt blieb, was helfen hätte können: Trost. Männer versagen sich das Weinen in der Öffentlichkeit, um nicht „zu weiblich" zu gelten. Viele Patientinnen, die schon sehr früh sehr leistungsorientiert erzogen worden sind, für die es nur „Liebe mit Bedingungen" gab, lassen es ebenfalls kaum zu, überhaupt zu weinen, schon gar nicht öffentlich. Nach Benecke (2009) gibt es drei Funktionen des Weinens:

- eine physiologische,
- eine intrapsychische und
- eine interpersonelle.

Während Darwin (1872/2000) noch meinte, Tränen hätten eine Kühlwasserfunktion, weiß man heute, dass sie eine Entgiftungsfunktion haben. Sie enthalten unter anderem Proteine, Kalium, Korticotropin, Prolaktin sowie Mangan. Neueste Forschungen zeigen, dass Weinen nicht zum Stressabbau dient, sondern diesen Prozess begleitet und unterstützt. Benecke zitiert in seinem Artikel auch neuere Studien, die den Karthasiseffekt des Weinens anzweifeln (Hendriks 2005). Vielmehr dürfte es eine interpersonelle Auswirkung dann haben, wenn sich die auslösende Situation verändert oder wenn es soziale Bindungen stärke.

Weinen bei Kindern signalisiere Not, was im besten Fall zu Trost führt. Dies haben auch schon Bowlby und Ainsworth im Rahmen ihrer Forschungen zum Bindungsverhalten festgestellt (Benecke 2009). Auch das Weinen bei Erwachsenen führe im besten Fall zu Unterstützung und Mitgefühl. Ich behaupte, es aktiviert unser Mitmensch-Sein. Weinen, so scheint es, ist ein wichtiges Bindungsverhalten, das ein Leben lang dazu da ist, den Bedarf an Hilfe zu signalisieren und andere zu aktivieren, diese Hilfe anzubieten. Weinen habe zudem eine aggressionshemmende Wirkung, sofern es situationsangepasst ist, genauso wie übrigens auch Lachen und Lächeln (Benecke 2009).

Obwohl Weinen also zutiefst menschlich ist, wird es oftmals „weggelächelt“. Benecke bezieht sich in seinen weiteren Ausführungen auf eine Studie, wonach es drei affektive Bereiche dafür gibt: Weinen als Ausdruck von:

- Trauer/Schmerz: Weinen aus Trauer und Schmerz lässt diese Emotionen tief erfühlen, gleichzeitig löst es aber auch eine Spannung. „Wir können uns innerlich neu orientieren, ohne aber den Verlust leugnen zu müssen. Weinen ist also so eine Art Bewahrungsmechanismus, mit einer psychischen Integrationsfunktion“ (Benecke 2009, 124).
- Wut: Sobald vor Wut geweint werde, stelle sich eine Verbindung zum schmerzhaften Erleben her, das Auslöser für die Wut war. Wut wird in unserer Gesellschaft oft als „negatives“ Gefühl bewertet. Etwas, das wir eigentlich nicht haben dürften. Dabei hilft uns Wut zu erkennen, dass eines unserer Grundbedürfnisse missachtet worden ist und dass wir nicht länger in Angst, Hilflosigkeit und Verzweiflung verharren müssen, sondern eben Wut empfinden können. „Wut impliziert ein Selbstkonzept von Handlungsmacht und Energie. Im Zustand der Wut müssen wir uns nicht hilflos und ausgeliefert fühlen. Die kalte Wut hat denn auch alle Verbindung zum eigentlichen Schmerz gekappt. Im Weinen wird diese Verbindung wieder hergestellt“ (Benecke 2009, 124).

- Glück: Vor Glück zu weinen diene auch nicht zur Spannungsabfuhr. Vielmehr drücke es aus, dass das „geschundene, schmerzlich bangende Selbst seinen Platz im schönen Glücklichen (behält). Weinen hätte also auch hier eine integrierende Funktion, wäre also auch hier eine Art Antispaltungsmechanismus" (Benecke 2009, 127).

Damasio hat in seinem Werk „Descartes' Irrtum. Fühlen, Denken und das menschliche Gehirn" (Damasio 1994) darauf hingewiesen, dass jede emotionale Episode eine Verknüpfung zwischen Kognitionen und affektiven Körperzuständen herstelle. Diese „somatischen Marker" werden im Hier und Jetzt aktiviert. Das Körpergedächtnis und die Erinnerungen, die darin gespeichert sind, sind für alle, die traumatherapeutisch tätig sind, ein untrüglicher Hinweis auf traumatische Erlebnisse bei Patienten, selbst wenn diese nicht oder noch nicht bewusst erinnerlich sind. Beim Weinen wird also nichts „Altes" ausgeschieden, vielmehr drängt ein bisher „verschütteter" Anteil ins Bewusstsein und kann nun in das Selbst integriert werden. Alle Schmerzen, die im vorsprachlichen Alter zugefügt wurden, „kommen" allerdings nicht so einfach ins Bewusstsein, sondern benötigen eine „Bebilderung der Affekte" (Benecke 2009, 127).

Das Schicksal von Figuren in Filmen oder in der Literatur kann uns dann so sehr zu Herzen gehen, dass wir beim Ansehen oder Lesen heftig weinen müssen. Hilfreich wird dies aber dann erst, wenn wir ein fremdes Schicksal mit dem eigenen in Verbindung bringen können „und sich am Ende eine mehr oder weniger ‚vollständige' Gestalt des affektiven Selbst entwickelt, die auch diese frühen schmerzlichen Aspekte beinhaltet" (Benecke 2009, 127).

Spielfilme, vor allem aus dem Genre des Melodrams, „erinnern" uns an vorsprachliche Schmerzen, wecken aber auch Grundängste wie z.B. die Verlustangst. Wo immer es in der Konstruktion der Erzählung um Formen des „Loslassens" geht, werden wir an unsere eigenen diesbezüglichen Herausforderungen erinnert. Hier bietet die Filmtherapie insofern eine heilsame Möglichkeit, als in der Nachbesprechung vielleicht überhaupt erstmals Schmerz angesprochen werden kann. Außerdem kann nun das erfahren werden, was wahrscheinlich damals fehlte: gelebte Mitmenschlichkeit.

Wie heilsam Lachen oder Lächeln sein kann, ist hinlänglich gut erforscht. Es hat nicht nur eine aggressionshemmende Wirkung, sondern stärkt auch die affektive Verbundenheit. Doch wie immer hat auch Lachen eine zweite Seite. So kann es ein „Auslachen" sein, ein „lächelndes" Verhöhnen, das dann eher aggressionsfördernd wirkt. (Wie übrigens auch zu viel Weinen, z.B. bei Kindern, Aggressionen hervorrufen kann.) Meistens aber haben Lachen oder Lächeln positive Effekte, sowohl für denjenigen, der es tut wie auch für diejenigen, die davon „angesteckt" werden.

„Lachen ist ansteckend und wie das Lächeln ein Phänomen, das über Affektinduktion in beiden Partnern resonante positive Affektzustände erzeugt, die die ‚affective relatedness' erhöhen. Nach dem Lachen kann ein neuer Level in der affektiven Regulierung eingeführt werden" (Benecke 2009, 127).

Während Weinen etwas sehr persönliches, ja intimes, ist (und deshalb wohl so ungern in der Gesellschaft gezeigt wird – weil es Scham auslöst), hat Lachen einen expressiven Charakter. Das zeigt auch der gesellschaftliche Umgang damit: Falls ich mich doch nicht kontrollieren kann und in der Öffentlichkeit zu weinen beginne, entschuldige ich mich sofort dafür. Vielleicht sogar mit einem beschwichtigenden Lächeln. Offenbar steckt die Angst, dem Anderen im Menschsein nicht zumutbar zu sein, sehr tief in uns. Gerade der „intime" Ort des Kinosaals oder des Vorführraums erlaubt es, leichter zu weinen. Deshalb ein Tipp: Bei einem sehr berührenden Spielfilmende bitte immer noch den Abspann zeigen. Sie geben – vielleicht auch sich selbst, aber vor allem dem Patienten – die Möglichkeit, die Spuren der Tränen wieder zu beseitigen. Die „Be-Rührung" hält meistens lange genug an, um in der gruppentherapeutischen Auseinandersetzung daran anzuknüpfen.

Erinnern Sie sich noch an den Horrorfilm „**Shining**" (1980) mit Jack Nicholson; an diese bestimmte Szene, in der sich das Opfer im Bad einsperrt? Die immer bedrohlicher werdende Musik lässt die Zuschauenden bereits Schlimmes ahnen. Und mit einem Mal schlägt die Axt durch die Badezimmertür. Ich kann mich heute noch daran erinnern, dass alle Zusehende im damaligen Kinosaal – mich eingeschlossen – beinahe gleichzeitig zusammengezuckt sind. Meisterregisseure wie Alfred Hitchcock – oder eben Stanley Kubrick – spielen mit der sogenannten „somatischen Empathie" der Zuschauenden (siehe auch Kap. 2.2.3; Brinckmann 2014; Brinckmann 2005, 338). In der Psychologie spricht man auch von einer emotionalen Ansteckung (*emotional contagion*), von motorischer Mimikry (*motor mimicry*) und von einer Rückwirkung des nachahmenden Gesichtsausdrucks auf das empfundene Gefühl (*facial feedback*). Um dies zu erleichtern werden filmische Interventionen, etwa eine betont langsame Musik oder ein Heranzoomen, eingesetzt. Eder benennt dies mit „Szenen der Empathie" (Eder 2005, 237).

Dennoch darf nicht außer Acht gelassen werden, dass filmische Realität nie mit der tatsächlichen Realität übereinstimmt. Wir können zwar mit Filmfiguren mitfühlend sein, sie sympathisch oder unsympathisch finden, doch immer handelt es sich um Illusion. Die Empathie, die wir einem realen Gegenüber entgegenbringen, muss sich drastisch von jener unterscheiden, die wir gegenüber Filmfiguren empfinden. Seel (2013) verweist darauf, dass die Anteilnahme an den Charakteren eines Films im Wesentlichen eine Anteilnahme an seiner Komposition als Film ist.

Exkurs: Das Tier im Film

Der Einsatz von Tieren in Spielfilmen oder die Tatsache, dass Tiere als Hauptfiguren in Spielfilmen eingesetzt werden, ist ein weiteres Werkzeug aus der filmischen Schatzkiste. Je nachdem, welcher Generation Sie angehören, werden Sie sich an den Delfin „Flipper", an das schwarze Pferd „Fury" oder „Black Beauty" erinnern – oder aber auch an „Herrn Nilsson", das Pferd von Pipi Langstrumpf. Nicht zu vergessen sind auch die Katzen von „Aristocats" (1970), die „101 Dalmatiner" (1962), „Susi und Strolch" (1955), der „König der Löwen" (1994), „Bambi" (1942) usw. Viele von uns haben beim Ansehen dieser Filme mitgeweint und mitgelacht, haben davon geträumt, auch einen schielenden Löwen wie Clarence aus der Serie „Daktari" kraulen zu können, sich aber auch davor gefürchtet, beim nächsten Badeurlaub am Meer einem „Weißen Hai" zu begegnen. Tiere in Spielfilmen wecken unsere Gefühle wie Freude oder aber auch Ekel.

Brinckmann (2014) verweist auf den Umstand, dass Tiergesichter durch deren fremde Materialität und der Zuschreibung bestimmter Charaktere faszinieren. Das Vermenschlichen (Anthropomorphisieren), begegnet uns auch in der tatsächlichen Realität – z.B. Mini-Hunde, deren Fell passend zum Outfit der Besitzerin gefärbt wird und die nur noch in Taschen transportiert werden. Auch die Tatsache, dass wir im Fasching gerne in Tierkostüme schlüpfen, uns also deren Eigenschaften zumindest für einen Ball oder Umzug aneignen, zeigt, wie faszinierend der Reiz des Tierischen auf uns Menschen ist.

Eine therapeutische Intervention zielt ebenfalls darauf ab, sich als Ressourcenunterstützung tierischer Echt- oder Fabelwesen zu bedienen: seien es „Krafttiere", „hilfreiche Helfer" oder eben ein Teil aus dem Ressourcenteam nach Michaela Huber, das ich während einem ihrer Seminare kennengelernt habe.

Tiere als Bestandteile von Spielfilmen können unser eigenes Körperschema aktivieren, z.B. das Muskelspiel eines gut trainierten Pferdes, das, sofern die Aufnahme einen seitlichen Blick ermöglicht, Empathie auslösen kann. Wir können aber auch das Gefühl von Freiheit nachvollziehen, wenn ein Pferd, das ohne Reiter freudig auf einer weiten Wiese herumgaloppiert, filmisch präsentiert wird. Kameraeinstellungen, die von der Nahaufnahme des Pferdekörpers durch Zoom in die Totale auf die Unendlichkeit einer Wiese führen, versinnbildlichen uneingeschränkte Freiheit, die wir in diesem Moment miterleben. Wir wissen aber natürlich nicht, ob sich dieses Pferd im Moment *frei* fühlt, aber wir *übersetzen* dies, um uns durch Vermenschlichung in Beziehung setzen zu können.

Wir beziehen uns dabei auf Impulse der Ähnlichkeit der tierischen Physiognomie mit menschlichem Ausdruck, die zu intuitiven Projektionen führen. Brinckmann (2014) verweist auf den amerikanischen Kunstfotografen und Videofilmer William Wegmann, der seine bevorzugte Hunderasse, nämlich Kurzhaarweimaraner, fotografisch in der Geschichte des Aschenputtels in Szene setzt. Dabei sind alle Figuren zwar nach Menschenart angezogen, aber klar als Hunde (vor allem deren Köpfe) erkennbar. Allerdings wecken die Bilder eine Mischung aus empathischem Mitgehen und befremdlichem Empfinden. Im Spielfilm, sei es mit realen Tieren oder Zeichentrickfiguren, gelingt es viel besser, mit unserem Bedürfnis nach Vermenschlichung zu agieren. Schon Mickey Mouse bringt alle Basisaffekte voll zum Ausdruck.

Hediger (2005) bezieht sich auf die Klassifikation des niederländischen Psychologen Ed Tan, der zwischen sogenannten „F-Emotionen" und „A-Emotionen" unterscheidet:

- F-Emotionen sind fiktionsbezogen und umfassen Stimmungen, Emotionen und Genussmomente, die wir durch Einfühlen in die handelnden Figuren empfinden und die wir diesen als deren Emotionen und Empfindungen unterstellen sowie „Stimmungen, Emotionen und Genussmomente, die die Figuren und Ereignisse der erzählten Welt bei uns als Zuschauern auslösen" (Hediger 2005, 317).
- A-Emotionen (Artefakt-Emotionen) sind Emotionen, die der Film als Film bei uns auslöst. Hediger (2005) meint, dass auch diese Emotionen Empathie auslösen können, mehr noch aber lösen sie eine Bewunderung über einen Film bzw. ein Kunstwerk aus.

Beide Emotionsarten werden durch Tierdarstellungen in uns geweckt. Sowohl bei echten Tieren wie auch bei künstlich geschaffenen begeben wir uns ein wenig auf eine „Metaebene", von der aus wir das künstlerische Handwerk bewundern. Sei es das Erstaunen über ein spezielles Training (wie z. B. bei den vielen Darstellern von „Rex", dem eigentlich Star der gleichnamigen Krimiserie) oder die künstlerische Fertigkeit, mit der Zeichentrickfiguren „zum Leben" erweckt werden.

Am anderen Ende der Bewunderung steht aber auch Abneigung und Missfallen, zum Beispiel wenn Dressurleistungen aufgezwungen erlebt werden und wir eher an Tierquälerei denn an Kunst denken oder wenn Zeichentrickfiguren schlichtweg schlecht gezeichnet sind.

Die Kunst von Filmschaffenden liegt darin, den Figuren entweder durch narrative Elemente der Selbstbeschreibung oder über beobachtende Beschreibungen eine Innenperspektive zu „verleihen", die während des Zusehens empathisches Mitschwingen ermöglicht. Nicht nur Mimik, Gestik und Körpersprache kommen dabei zum Einsatz, der Film kann auch durch sogenannte Point-of-View-Shots (Einstellungen, die uns als Zuschauende ermöglichen, durch die Augen der Figur zu sehen) einen Einblick in das Innenleben geben.

Nun sind Tiere nicht willenlos bereit, sich Regieanweisungen zu unterziehen. Der Spielfilm hat daher in der Nachbearbeitung viele Möglichkeiten, mit dieser Tatsache künstlerisch zu umgehen. Dazu gehört auch das „Sprechenlassen“ von Tieren durch Menschenstimmen. Dies ist eine erzählerische Technik, die auch schon aus der Fabelliteratur bekannt ist. Auch die Filmindustrie hat die brennende Frage, was denn unsere Haustiere über uns denken, behandelt. Der Zeichentrickfilm „Pets“ (2016) gibt eine Spielfilmlänge darüber Aufschluss.

Durch spezielle Montagetechniken, bzw. durch eine immer besser werdende Computertechnik, gelingt es nicht nur via Stimme, Emotionen zu transportieren. Dass Tiere in Filmen sprechen können, hebt sie quasi in den menschlichen Olymp, denn so wird suggeriert, dass Tiere ein Bewusstsein hätten (Hediger 2005).

Auch die filmische Verfremdung der Tatsache, dass Tiere nur über eine beschränkte Mimik verfügen, dies aber mit Mitteln der nachträglichen Montage umgangen wird, weckt in uns das Gefühl, es mit gleichgestellten Wesen zu tun zu haben. Wir möchten nur zu gerne, dass wir Tiere verstehen können und vice versa.

Zu einem stilistisch dritten Werkzeug greifen Filmschaffende am Schneidetisch. Eine zufällige Bewegung eines Tieres wird in einen emotionalen Kontext gebracht, wodurch sich dann z.B. Tiere „fremdschämen“ können, in dem sie schamhaft mit der Pfote ihre Augen verdecken. Auch der Erzählstrang eines Spielfilms kann eine Brücke zwischen menschlichen und tierischen Gefühlswelten zustande bringen. Verwaiste Tiere „trauern“ mit verwaisten Menschen, wie Hediger (2005) unter Hinweis auf den Film „Mein großer Freund Joe“ (1998) aufzeigt.

Viele Studien kommen zu dem Schluss, dass auch bestimmte Tiere empathiefähig sein können. Dies stellt einen Grund dar, warum Tiere als Co-Therapeuten in allen Formen der tiergestützten Arbeit eingesetzt werden. Wenn also Tiere im Film als bewusstseinsfähige, gefühlsbetonte Wesen dargestellt werden, so ergibt sich der Auftrag, sie als ebensolche respektvoll zu behandeln. Anders wäre dies bei jenen Tieren, die im Film emotionslos dargestellt werden. Der Weiße Hai als sprechendes Monster würde vielleicht sogar ein Verständnis für sein Tun bei uns wecken. So aber wird er stumm und mimiklos dargestellt, also muss niemand auf seine Rechte achten.

Es kann also durchaus passend sein, dass Sie Spielfilme über oder mit Tieren ganz bewusst in Ihre Filmtherapie einplanen, etwa wenn es um existentielle Themen, Umwelt- oder Tierschutz geht. Im 5. Kapitel (Integration der Filmtherapie in den psychotherapeutischen Prozess) werde ich darauf noch einmal näher eingehen.

2.3 Einführung in die Filmtherapie

Mittlerweile wächst die Anzahl an Literatur über den Einsatz von Spielfilmen in der Psychotherapie. Diese Therapieintervention wird unterschiedlich bezeichnet: „Cinematherapy", „Kinotherapie", „Filmtherapie". Einige Autoren beschäftigen sich mit der filmischen Darstellung von psychischen Störungen, z. B. „Frankenstein und Belle de Jour" (Doering/Möller 2008) oder „Movies and Mental Illness" (Wedding/Niemiec 2014), weiterhin mit der Darstellung des Berufs des Psychiaters/Psychotherapeuten im Film, z. B. „Der Psychotherapeut im Film" (Gross 2012). Die erste Darstellung eines „Kinotherapeuten" findet sich im Stummfilm „Le Mystère des Roches de Kador" aus dem Jahr 1912. Über die Wirkweisen der Filmtherapie gibt es Aufsätze aus dem amerikanischen Raum, z. B. die Bücher von Gary Solomon (1995, 2001) oder das Standardwerk „Rent Two Films and Let's Talk in the Morning" (Hesley/Hesley 2001).

Hesley und seine Frau „verschreiben" Spielfilme zwischen den Therapiesitzungen als Hausaufgabe. Sie entdeckten die Wirkweisen von Spielfilmen aufgrund einer mehr oder weniger zufälligen Erfahrung während eines Therapiestillstands und nützen seither Filmcharaktere als Co-Therapeuten (Hesley/Hesley 2001).

Teischel (2007) hat in seinem Buch „Die Filmdeutung auf dem Weg zum Selbst" eine logotherapeutische Sichtweise dieser Therapieintervention dargestellt. Auch die Homepage von Birgit Wolz (www.cinematherapy.com) gibt einen guten Einblick in die therapeutische Arbeit mit Spielfilmen.

Autoren, die sich mit der Wirkweise der Filmtherapie auseinander gesetzt haben, kommen zu ganz unterschiedlichen Erkenntnissen, die Sie in Tabelle 1 zusammengefasst finden. Näheres finden Sie auch bei der weiterführenden Literatur.

Tab. 1: Unterschiedliche Wirkweisen der Filmtherapie

Autoren	**Wirkweisen**
Hesley/Hesley 1998	Hoffnungsgeber, wenn auch keine Veränderung einer negativistischen Lebenseinstellung
Berg-Cross et al. 1990; Zur 2005	Vertiefung der therapeutischen Beziehung
Wormstall et al. 2000	Aktivierung der Patienten Selbstwertsteigerung Förderung von soziokommunikativen Fähigkeiten Tagesstruktur Förderung von Konzentration und Durchhaltevermögen Impulse für die Freizeitgestaltung Wiedererkennen von Rollenfunktionen Reflexion über eine gemeinsam erlebte Thematik
Bliersbach 2002	Auflockerung des Therapieprozesses
Wolz 2005	Filme als Lehrgeschichte Filme zur Bewusstwerdung Filme zur Entlastung
Mangin 1999; Zur 2005	Positiver Einfluss auf die Affektregulation
Powell et al. 2006	Analyse auf Metaebene Steigerung des Selbstwertes und der Selbstachtung
Grafl 2008	Leichterer Zugang zu unbewussten Inhalten, Stimmungen, Emotionen
van Ornum 2012	Förderung der Scharfsinnigkeit, Kreativität und Emotionalität Hoffnung und Aufmunterung Kommunikationsförderung
Clyman 2013	Steigerung der Selbsterkenntnis Erkennen von dysfunktionalen Denk- und Handlungsmustern Erlernen von funktionaler Stressbewältigung Umgang und Reflexion von Vorurteilen Positive Auswirkungen für Traumapatienten

FILME IN DER THERAPIE

PAPPA ANTE PORTAS
Regisseur: Loriot
Hauptdarsteller: Loriot, Evelyn Hamann, Ortrud Beginnen u.a.

Deutschland 1991, Spieldauer ca. 87 Minuten

Inhalt: Heinrich Lohse (dargestellt von Loriot) ist 59 Jahre alt, Einkaufsdirektor bei der Deutsche Röhren AG, und wird von einem Tag auf den anderen in den Vorruhestand versetzt. Er ist mit Renate (dargestellt von Evelyn Hamann) verheiratet, die bisher die Rolle der Hausfrau und Mutter innehatte. Der gemeinsame Sohn Dieter (Gerrit Schmidt-Foß) ist 16 Jahre alt. Der Vorruhestand und das Gefühl der Nutzlosigkeit, veranlassen Heinrich nun dazu, den Villenhaushalt nach seinen Vorstellungen zu strukturieren. Durch seine unbeholfene Art führt dies zu zahlreichen Missgeschicken, Missverständnissen und Konflikten. Das Ehepaar – hin und her gerissen zwischen dem Versuch des gegenseitigen Verständnisses und dem Bemühen, die Entfremdung und Wortlosigkeit der Ehejahre zu bewältigen – gerät immer mehr in einen veritablen Ehekonflikt. Anlässlich des 80. Geburtstags von Renates Mutter ist letztlich doch wieder eine Versöhnung möglich.

Eignung für die Filmtherapie: Dieser Film eignet sich für viele Lebensthemen, z. B. Pensionierung oder Beziehungsfragen.

Folgende Themenbereiche ergeben sich aus dem Filminhalt:

- Arbeit als Wert
- Umgang mit der Pensionierung
- Einblicke in den Ehealltag
- Kommunikation in Beziehungen
- eine Sinnhaftigkeit im Lebensalltag finden
- Etikette und Benehmen
- Umgang mit Missverständnissen
- mehr Schein als Sein
- Humor; über sich selbst lachen können

Der Film eignet sich als Lehrgeschichte, zur Bewusstwerdung und zur Entlastung.

Eignung für welches Setting: Einzel- wie Gruppensetting; Supervision; Coaching

Eignung für welche Diagnosegruppen: alle

Ich möchte der theoretischen Auseinandersetzung mit den Wirkweisen von Filmen nun einen praktischen Einblick in die Filmtherapie anhand eines meiner Lieblingsfilme – „**Pappa ante portas**" (1991) von Loriot – hinzufügen. Die kursiv gekennzeichneten Filmaspekte (wie Farbe, Kamera, usw.) stellen die gedankliche Verbindung zwischen theoretischer Wirkweise und praktischer Bedeutung her.

Loriot, dahinter verbirgt sich Vicco von Bülow, ist für mich einer der hervorragendsten Beobachter von menschlichem Sein, das er immer mit feinem Humor und einer wertschätzenden Distanz darstellt. Er schlüpft in verschiedene Rollen, überhaupt ist er Drehbuchautor, Regisseur und Hauptdarsteller in Personalunion. Sein Talent, auch die kleinste menschliche Besonderheit darzustellen, wird durch den Kameramann Gérard Vandenberg perfekt umgesetzt. Der Film ist in *Farbe* gedreht worden, die Drehorte sind die DEFA-Studios in Potsdam-Babelsberg, die Ahrenshooper Zeile in Berlin-Zehlendorf und die Seebrücke in Ahlbeck an der Ostsee. Die *Kameraeinstellungen* wechseln von Totalen, Schwenks bis hin zu Detail- und Großaufnahmen. Mit einer ganz speziellen Unaufdringlichkeit erlaubt sie uns, ein eigenes Bild des Zuhauses der Lohses zu entwickeln, gibt immer wieder „Korrekturen" und Vorstellungshilfen. Der *Point-of-View* unterstützt uns dabei. Damit können wir glauben, was wir sehen, da sich der filmische Eindruck von Realität mit vielen unserer Überzeugungen deckt. Der Einsatz der *Lichttechnik* ermöglicht uns, die Kühle eines Lebensmittelgeschäftes ebenso nachzuempfinden, wie das gemütliche Raumklima in der Villa Lohse oder aber die „Frische" der Ostsee zu empfinden. Da wir immer gleichzeitig Beobachter bzw. Beobachterin und Teil der Szenerie sind, zumal die einzelnen Szenen durchaus nachvollziehbar sind, können wir uns von Anfang an gut auf den Film einlassen.

Meiner Erfahrung nach hinterlässt die *Musik* im Feedback meiner Patienten keinen nachhaltigen Eindruck. Das mag am Musikgeschmack der Zuschauenden liegen.

Die Szene des 80. Geburtstags von Renates Mutter lässt Ostseestimmung aufkommen: Möwengeschrei und Wellenrauschen sowie Ein- und Ausblicke auf die Seebrücke bzw. auf deren Veranda, auf der die Geburtstagstafel ausgerichtet ist. Aufgrund der Rückmeldungen meiner Patientinnen ist die musikalische Umrahmung des Films „passend, harmonisch, nicht störend". Heinrich Lohse, im Bemühen, die Gunst seiner Frau wieder zurückzugewinnen, setzt mit Hilfe seines Freundes Kurt (Hans-Günter Martens) dem ganzen allerdings einen von ihm nicht geplanten unheiligen Stempel auf: aus seiner sehr aufgeräumten und dem Stil der Zeit und der Position des Inhabers entsprechenden Villa das Chaos eines Filmdrehortes. Loriot greift dabei auf einen gerne in Spielfilmen verwendeten Regieeinfall zurück, in dem ein *Film im Film* gedreht wird. Wer vielleicht schon einmal die Chance hatte, bei Drehaufnahmen dabei zu sein oder sich für „Making Of" interessiert, wird das Chaos, das die Filmleute in der Lohse'schen Villa anrichten, nachvollziehen können.

Es ist der Regie, der Kameraführung und der *Schauspielkunst* von Evelyn Hamann zu verdanken, dass die Zusehenden auch ohne Geruch- und Geschmacks-Kino miterleben können, dass die Verkostung der sogenannten „Drögel-Riegel" für Renates Magen eine besondere Herausforderung darstellt. Unterstrichen wird das Übelkeitsgefühl, als Renate gemeinsam mit dem Eigentümer von „Klotz-Riegel" das Werk verlässt, die Beleuchtung der Firmenaufschrift aber defekt ist, sodass das „L" von Klotz nicht beleuchtet wird. Es ist die Situationskomik, die die Kamera einfängt uns dadurch teilhaben lässt und die eine humorvolle Nachdenklichkeit hinterlässt. Wiewohl Loriot-Anhänger das schauspielerische Talent von Loriot selbst und auch von Evelyn Hamann als ideale Partnerin gut kennen (Erinnern Sie sich vielleicht an den Sketch „Die Nudel"?), sind es niemals Loriot oder Hamann als sie selbst, sondern immer die Verkörperung der jeweiligen Rollen. Durch deren *Darstellungskunst* erinnern uns diese Figuren an Personen, die wir aus unserer Alltagswirklichkeit mehr oder weniger gut kennen.

Der *Erzählstrang* in **„Pappa ante portas"** (1992) ist wie ein unsichtbarer Begleiter, es gibt keine Brüche. Wir erhalten nur gerade so viel Information wie nötig, alles andere wird durch Darstellung und Kameraeinstellung plausibel gemacht. Obwohl dieses Werk ein humorvoller Film ist, tun sich vor allem jüngere Zusehende im Rahmen der Filmtherapie schwer, den feinen Humor zu erkennen. Ich werde später noch darauf zu sprechen kommen, welche Vor- und Nacharbeiten deshalb therapeutisch notwendig sind.

Was die Darstellung von *Emotionen* betrifft, so ist Loriot ein Minimalismus eigen, bei dem schon eine hochgezogene Augenbraue reicht, um eine Gefühlsregung auszudrücken. Evelyn Hamanns Ausdruck von Emotionen hingegen darf auch einmal theatralisch sein (Heinrich: „Wer hat Geburtstag?" – Renate (mit hochrotem Gesicht und deutlich sichtbar angeschwollener Halsschlagader): „Meine MUTTER!"). Es gelingt dadurch, die Zuschauenden, auch im Mitspüren, mit einzubeziehen.

Ich möchte noch eine Szene aus **„Pappa ante portas"** beschreiben. Renate hat in einem exklusiven Lesezirkel den bekannten Autor Lothar Frowein (wieder dargestellt durch Loriot) eingeladen, der unverkennbar die Zeichen künstlerischen Expressionismus (schulterlange Haare, Lederjacke, Nickelbrille) trägt. Frowein deklamiert aus seinen Werken, zumindest wäre das sein Plan. Denn schon kurz nach den ersten Zeilen seines Gedichtes „Melusine" plagt ihn ein Schluckauf. Während wir als Zuschauende genüsslich zwischen Fremdschämen und Lachen hin und her schwelgen dürfen, sitzt das filmische Publikum gebannt wartend in der Lesung. Wir wollen in diesem Moment keinesfalls anstelle des Autors sein. Wir sind zwar mit dabei, aber doch weit genug weg, um die Peinlichkeit nicht direkt erleben zu müssen. Heinrich setzt der beinahe unerträglich peinlichen Situation durch eine unpassende, aber nachvollziehbare Äußerung ein Ende. Damit gelingt Loriot etwas, das Seel wie folgt beschreibt: Der Film verschafft uns „besondere Wonnen (oder auch Qualen) der Passivität" (Seel 2013, 239). Das Bewegtwerden ist ein ungefährliches Unterfangen, denn wir können jederzeit aus der filmischen Realität aussteigen, um wieder in die unsere zu gelangen. Das Meisterhafte an **„Pappa ante portas"** liegt aber eben darin, dass alles stimmig ist, sodass Emotionen nicht extra angesprochen oder gespielt werden müssen.

Was die *Anteilnahme* betrifft, so gelingt es leicht, empathisch mit den Figuren, z. B. mit Heinrich, Renate, Dieter, der Haushälterin, Brigitte Mielke, mitzuschwingen.

Es gibt in diesem Film keine wirklichen „Bösewichter", allerdings fordert z. B. die Figur der Schwester von Renate, Hedwig, einiges empathisches Bemühen von den Zusehenden. Immer wieder kritisieren weibliche Patienten im Rahmen der Filmtherapie die Rolle der Hedwig als Prototyp einer unemanzipierten, abhängigen Frau.

Vielleicht ist bei manchen Figuren von **„Pappa ante portas"** das Empfinden von Anteilnahme zu hoch gegriffen, den meisten Figuren können die Zuschauenden dennoch Verständnis entgegenbringen. **„Pappa ante portas"** stellt Erkundungen einer tatsächlichen oder erfundenen Wirklichkeit dar, die den Zuseher „in seiner Lebenswirklichkeit etwas angehen oder doch angehen können" (Seel 2013, 163).

Ob das im Film dargestellte Happy End wirklich „happy" ist, lässt Loriot offen. Er gibt uns die musikalischen Misstöne mit, die vielleicht ein Symbol für den noch nicht ungelösten Paarkonflikt darstellen. Meiner Erfahrung nach löst **„Pappa ante portas"** bei jüngeren Zusehenden deutlich andere Bezugnahmen aus als bei älteren, was mit dem Filmstoff durchaus korreliert.

Gross spricht von einem „Probe-Identifizieren" (Gross 2012, 116), das durch Spielfilme ausgelöst werden kann. Dafür steht **„Pappa ante portas"** kaum. In späteren Kapiteln werde ich Filme vorstellen, die genau die Aufgabe des „Probe-Identifizierens" und auch ein „Probe-Fühlen" erfüllen können. **„Pappa ante**

portas" ist ein Film für die Filmtherapie, der *entlastet* und therapeutisch unterstützt auch ein Stück *Lehrgeschichte* darstellen kann. Die bereits beschriebenen Wirkweisen von Spielfilmen lösen in rund 90 Minuten Spielfilmdauer ein Kompendium an Gefühlen aus, das wir so in der tatsächlichen Realität nicht erleben können. Dies stellt eine Lebendigkeit dar, die gleichermaßen unterstützen – etwa wenn Patienten ihre Gefühle aus biographisch bedingten und deshalb guten Gründen wegsperren – aber auch schaden kann – etwa wenn Patientinnen unreflektiert DVDs „verschlingen", in der unstillbaren Hoffnung, dadurch wirklich wieder lebendig zu werden. Dies stellt für mich zwar keine Kontraindikation der Filmtherapie dar, weist aber auf eine mögliche irrationale Hoffnung hin, der sich einige Patienten hingeben.

Fragen und Themen für die Filmtherapie, die sich auf technische Wirkweisen (Kamera, Ton / Musik, Farbe / Licht, Schnitt, Schauspieler) beziehen:

- Wenn Sie sich an die Kameraeinstellungen erinnern, was ist Ihnen davon besonders in Erinnerung geblieben? (Hilfreich ist es, Detailaufnahme, Zoom, Schwenk etc. aufzuzählen.) Hat die Kameraführung Gefühle in Ihnen angesprochen, wenn ja, welche? Hatten Sie das Gefühl, Sie konnten beobachten oder waren Sie sogar ein Teil des Geschehens? Wie fühlte sich das während des Ansehens an und welche Gefühle sind jetzt noch für Sie wahrnehmbar?
- Wie war die Musik für Sie? Hat sie den Film begleitet, gut unterstützt, oder war sie eher dominant? Haben Sie musikalische Themen erkannt? Was haben Sie dabei empfunden und was wirkt jetzt davon noch nach? Gibt es Erinnerungen, die Sie mit dieser Musik verbinden? (Wenn es gute Erinnerungen sind, länger darüber berichten lassen, vielleicht sogar körperlich verankern – z. B. mittels Klopfen, EMDR, VAKOG.)
- Welche Farben sind Ihnen in Erinnerung geblieben? Gab es dominante Farben? Und haben Sie eine Vorstellung, warum gerade diese Farbe in dieser Szene / mit dieser Figur eingesetzt wurde? Welche Farben haben welche Gefühle in Ihnen geweckt? Welche Erinnerungen sind durch die Farben wieder bewusst geworden? Wenn es gute Erinnerungen sind, vielleicht körperlich verankern oder für die Einzeltherapie vormerken.
- Wie haben Sie den Schnitt empfunden? War er passend / zu hektisch / zu langsam? Welche Gefühle sind dadurch in Ihnen geweckt worden? Gab es Szenen, die Sie durch die Schnittfolge irritiert haben? Was hat das in Ihnen ausgelöst?
- Welche Figuren sind Ihnen in Erinnerung geblieben? Warum? War das Casting passend? Haben Sie sich den Schauspieler als Person „wegdenken" können oder war das Schauspiel im Vordergrund? Welche Gefühle hat die Figur bei Ihnen ausgelöst und welche Erinnerungen? Haben Sie vielleicht ähnliches wie

die Figur erlebt? Konnten Sie neue Lösungsansätze erkennen? War Ihnen das Verhalten der Figur vertraut?
- Wären Sie Regisseur: Was hätten Sie bei diesem Film anders gemacht? (Bei dieser Frage kommt sehr häufig der Wunsch nach einem wirklichen Happy End.) Wenn Sie etwas anders gemacht hätten: was konkret und warum?
- Wodurch ist es Ihnen gelungen, sich auf den Film einzulassen bzw. was hat verhindert, dass Sie sich auf diesen Film einlassen konnten?
- Wie gut konnten Sie Nebengeräusche (Sesselrücken, Mitpatienten gehen hinaus und kommen wieder herein, Außengeräusche etc.) ausblenden? Gab es Momente, in denen Sie aus dem Filmgeschehen ausgestiegen sind?

Fragen und Themen in der Filmtherapie, die nach Gefühlen, Affekten, Empathie und Wertvorstellungen fragen:

- Wenn Sie den Film nochmals in Gedanken durchgehen: Welche Gefühle konnten Sie in welcher Szene an sich wahrnehmen?
- Haben die dargestellten Gefühle mit Ihren eigenen übereingestimmt? Wie haben Sie wahrnehmen können, um welche Gefühle es sich überhaupt gehandelt hat?
- Mit welcher Figur waren Sie empathisch/sympathisch/nicht empathisch/unsympathisch verbunden? Warum? Was könnte das mit Ihnen als Person zu tun haben?
- Um welche Themen und um welche Wertvorstellungen ging es in diesem Film? Sind das Themen, die für Sie wichtig/vertraut/anregend sind? Oder haben Sie versucht, gar nicht näher auf diese Themen mit einzugehen, sie lieber zu verdrängen? Welchen Bezug hat das zu Ihrer momentanen Lebenssituation? Konnten Sie Wertvorstellungen erkennen? (In der Vorbereitung sollten Sie bereits umfassend das Thema „Werte“ behandelt haben. Rufen Sie sich die Wertekategorien der Logotherapie in Erinnerung: schöpferische Werte, Erlebniswerte, Einstellungswerte – das ist hilfreich, da sonst der Bereich der Wertvorstellungen zu komplex sein kann)

2.4 Indikationen und Kontraindikationen der Filmtherapie

Meiner Erfahrung nach ergeben sich die Indikationen und Kontraindikationen aufgrund der Wirkweisen von Spielfilmen. Auch in der Literatur über Filmtherapie gelten akut psychotischen Störungen als einzige Kontraindikation. Aufgrund der Ähnlichkeit der Symptome würde ich die Kontraindikation noch auf akut manische Prozesse im Rahmen einer bipolaren Störung erweitern. Inwieweit davon auch hypomanische Prozesse betroffen sind, ist im Einzelfall zu entscheiden.

Für alle Patienten, die in irgendeiner Form Opfer von Gewalt geworden sind und dadurch Störungsbilder entwickelt haben, sollten Spielfilme generell nur nach einer intensiven Vorarbeit gezeigt werden. Selbst für mich als Therapeutin „harmlose" Filme könnten einzelne Patientinnen triggern. Die Themenbereiche Loslassen, Krankheit, Sterben und Tod stellen für viele Menschen, erst recht wenn sie Patienten sind, eine Lebenstatsache dar, die am liebsten ausgeblendet wird. Wenn Sie diese Themen in der Filmtherapie behandeln möchten, sollten Sie besonders viel Achtsamkeit in die Vor- wie auch Nacharbeit legen.

Indikationen:

- Angst- und Zwangserkrankungen
- Affektive Störungen in einer leichten oder mittelgradigen Ausdrucksform
- Ess-Störungen
- Somatoforme und Schmerzstörungen
- Abhängigkeitserkrankungen
- Traumafolgestörungen
- Persönlichkeitsstörungen
- beginnende dementielle Störungen

Alle genannten Störungsformen sind als Hauptdiagnose oder Komorbidität zu verstehen, auf die ich im späteren Verlauf noch genauer eingehen werde (s. Kap. 4).

Kontraindikationen:

- akute Psychose
- akute Manie, schwere Depression
- Patienten unter Alkohol- und/oder Drogeneinfluss; wobei es für diese Patientengruppe ohnehin psychotherapeutische Behandlungsgrenzen gibt

Generell empfehle ich für die Arbeit mit Filmtherapie folgende Vorgangsweisen:

Genaue Kenntnis der Patientengeschichten VOR Beginn der Filmtherapie. Liebesfilme gehören z. B. zum Repertoire in der Filmtherapie. Aber Achtung: Vielleicht hat die Patientin in der Gruppe gerade eine schmerzhafte Trennung hinter sich. Dann kann aus einer Liebeskomödie rasch eine Liebestragödie werden.

Ausführliche Vorbereitung. Kurzinfo über den Filminhalt, Hinweise auf „schwierige“ Szenen, Mitnahme von Skills, Taschentüchern, Verhaltensregeln für das Hinausgehen zwischendurch VOR Filmbeginn sind einige Dinge, die es bei der Vorbereitung zu beachten gilt.

Gruppengröße im stationären Kontext. Pro Therapeutin sind maximal zwölf Patienten empfehlenswert; für größere Gruppen entsprechend zwei Therapeutinnen.

Gesamtkontext. Filmtherapie – wie ich sie verstehe – ist immer im Gesamtkontext einer Behandlung zu sehen, egal um welchen Kontext es sich handelt (Kap. 5).

Eigeninitiative. Alle verwendeten Filme sollten VOR der Filmtherapie mehrmals von der Filmtherapeutin angesehen werden.

Handouts. Handouts mit Fragen zum Film helfen bei der Erinnerungsarbeit. Deshalb sollten Sie sich eine Reihe unterschiedlicher Arbeitsblätter zulegen.

2.5 Rechtliche Voraussetzungen über das Vorführen von Filmen in der Therapie

Bereits im Jahr 2000 fragten sich Wormstall et al., wie das Urheberrechtsgesetz zur Filmtherapie steht. Dabei kommen sie zu folgendem Schluss:

> *„Das Faktum der Öffentlichkeit liege jedoch nicht vor, wenn der Kreis dieser Personen bestimmt abgegrenzt ist und sie durch gegenseitige Beziehungen oder durch Beziehungen zum Veranstalter untereinander verbunden seien. Patienten als Filmbesucher haben diesbezüglich eine besondere Beziehung zur Klinik als ‚Filmvorführer‘, da sie sich nicht zufällig wie z.B. Besucher, sondern zum Zwecke ihrer Genesung in der Klinik befinden“ (Wormstall et al. 2000, 236).*

Die Autoren beziehen sich in ihren Ausführungen auf die Aussagen der Rechtsabteilung des Universitätsklinikums Tübingen. Sie führen weiter aus, dass es auch eine persönliche Verbundenheit der Patienten untereinander gäbe, da viele psychiatrische Therapieveranstaltungen in Gruppen stattfänden. Die Nichtöffentlichkeit sei auch dann gegeben, wenn sich der Kreis der Patientinnen nur aus dieser Klinik zusammensetzt und sie sich zu einer kostenfreien Filmvorstellung einfänden.

In meinen Augen ist Filmtherapie im Sinne der in diesem Buch beschriebenen Art und Weise eine diagnose- und indikationsabhängige, einem genau definierten Personenkreis und Zielanwendung vorbehaltene Behandlungsmethode, die den nachvollziehbaren Kriterien der „Öffentlichkeit" in keiner Weise entspricht, da die Vorführung

- keinen Unterhaltungscharakter hat,
- keiner beliebigen Öffentlichkeit zur Verfügung steht,
- nicht frei zugänglich ist und
- sowohl Diagnosen wie auch Indikationen als Grundlage der Teilnahme gelten.

Die jeweiligen Filme dienen innerhalb der verbundenen Patientengruppe einem individuell definierten Behandlungsziel. Die Auswahl der Filme und der einzelnen Patienten einer verbundenen Gruppe obliegt den jeweiligen Therapeutinnen in Abhängigkeit vom zu erreichenden Behandlungsziel.

2.6 Filmtherapie als Beitrag zur transgenerationalen Thematik in der Psychotherapie

Immer mehr Kolleginnen arbeiten psychotherapeutisch transgenerational. Gerade in Österreich und Deutschland ergibt sich die Gelegenheit, Kriegskinder und deren Nachkommen als Patientinnen in unseren Praxen, Institutionen oder auf unseren Arbeitsplätzen in Kliniken kennenzulernen und begleiten zu dürfen. Krieg findet und fand bekanntlich nicht nur auf Schlachtfeldern statt, sondern auch im Zivilbereich, in Familien, Partnerschaften, Heimen, Schulen oder in der Freizeit. Die Tatsache, dass der bewaffnete Krieg für Österreich und Deutschland über sieben Jahrzehnte zurückliegt, darf nicht darüber hinwegtäuschen, dass die Kriegsfolgen (auch z. B. des Balkankrieges) noch relativ jung sind. Die Flüchtlingsströme der letzten Jahre seien an dieser Stelle nur kurz erwähnt.

Wir erfahren immer mehr über Epigenetik. Und auch durch meine praktische Erfahrung mit vielen komplex traumatisierten Patienten bestätigen sich die Untersuchungen hinsichtlich der Weitergabe von traumatischen Erfahrungen. Auch wenn sich die Wissenschaft darüber nicht einig ist, ob beim Menschen gilt, was in Tierversuchen bestätigt erscheint: Ob wie und wie lange epigenetische Einflüsse auf die Nachkommen wirken können.

„Studien zeigen, dass wenn eine Mutter in der Kindheit traumatisiert war, dass sich das auf ihre Schwangerschaft auswirkt und auch auf die Entwicklung bestimmter Hirnareale des Kindes bei Geburt, dass diese Schwangerschaft anders ist, auch hormonell anders" (Binder zitiert nach MDR 2017).

Gerade in der Auseinandersetzung mit dem Thema der transgenerationalen Weitergabe von Trauma empfiehlt es sich, Bibliotherapie mit Filmtherapie – vice versa – zu kombinieren. Vom aktuellen Stand der Erkenntnisse ausgehend, muss wohl bewusst sein, dass menschliches Leid noch lange „nachschmerzen" wird.

Menschen der 1950er und 1960er Generation, der Generation „Wiederaufbau und Leistung", machen einen großen Anteil der Patienten im stationären wie ambulanten Setting aus. Meinen Erfahrungen nach gelingt es offenbar diesen Generationen relativ lange, zu „funktionieren", bis sie dann, etwa in deren Lebensmitte, plötzlich entgleisen. Lang verdrängte Ängste machen das Aufrechterhalten eines bis dahin funktionierenden Alltags unmöglich, Traumaerinnerungen drängen in Form von Schlafstörungen, Albträumen, Depressionen oder einer Hypervigilanz an die Oberfläche. Langjähriges Suchtverhalten beginnt, sich pathologisch auszuwirken. Betrachtet man die Häufung an psychischen Störungsbildern dieser Generation und vergleicht sie mit der Auflistung von Radebold (2015), so zeigen sich auffallende Ähnlichkeiten:

- allgemeine Ängste, Panikattacken, Phobien
- leichte Depressionen
- funktionelle, psychosomatische Störungen
- posttraumatische Belastungsstörungen
- Bindungs- und Identitätsstörungen
- psychische Müdigkeit
- eingeschränkte Alltagsbewältigung und Lebensqualität
- stärkere Inanspruchnahme ärztlicher Versorgung
- Ich-syntone Verhaltensweisen (Radebold 2015, 14)

Zu einem umfassenden Verstehen von aktuell geäußertem, aber auch unbewusst wahrgenommenen Leiden der Generation der heute 50- bis 70-jährigen, gehört der Blick in die Biographien der Eltern und Großeltern.

Was bedeutet nun eine Psychotherapie, die in der Biographiearbeit einen achtsamen Fokus auf die Eltern- und Großelterngeneration, in Einzelfällen auch noch auf die Urgroßelterngeneration, legt? Zunächst ist bei vielen Patientinnen eine umfassende Psychoedukation zur Bedeutung der Herkunft in Person, Ort und Zeit von Nöten. Anschließend ist es wichtig, eine vorsichtige und empathische Anleitung zu geben, wie Patienten ihre eigene Geschichte erfragen können. Das ist deshalb nötig, weil das Schweigen und Verschweigen lebensgeschichtlicher Ereignisse lange anstatt einer Erinnerungskultur gelebt wurde. Radebold et al. (2009) appellieren deshalb an die jüngeren Generationen, sich gegen die Verleugnung, Bagatellisierung oder bewusste Verneinung transgenerational vererbter Spuren zu wehren. Denn nur, wenn die sogenannte „dritte Generation" die Spuren, die sie in sich tragen, bewusst wahrnehmen und reflektieren, können diese auch verändert werden.

Erinnerungsarbeit ist immer auch mit Trauerarbeit verbunden. Dies kann sehr viel Zeit in Anspruch nehmen, vor allem, weil männliche Kriegsenkel noch mit der Haltung „Buben weinen nicht!" aufgewachsen sind. Viele (vielleicht auch von den Vorfahren) ungeweinte Tränen drängen nun an die Oberfläche. Wie aber damit umgehen, dass lange Zeit gut verdrängte Gefühle plötzlich nach außen dringen wollen? Ein Beispiel aus meiner filmtherapeutischen Praxis soll einen möglichen Weg aufzeigen.

FILME IN DER THERAPIE

MAHANA – EINE MAORI-SAGA
Regisseur: Lee Tamahori
Hauptdarsteller: Temuera Morrison, Akuhata Keefe, Nancy Brunning, Jim Moriatry

Neuseeland 2016, Spieldauer: ca. 99 Minuten

Inhalt: Der Film spielt im Neuseeland der 1960er Jahre. Zwei Schafscherer-Familien, die Mahana und die Poata, sind seit langem erbitterte Konkurrenten. Der Patriarch der Mahana, Tamihana Mahana, hat seine Familie mit harter, gefühlskalter Hand fest im Griff. Einen Gegenpol bietet seine Frau Ramona, die eine verständnisvolle Mutter und liebevolle Großmutter ist. Einer der Enkelsöhne von Ramona und Tamihana, Simeon, gerät mit dem despotischen Geist seines Großvaters immer wieder in Konflikt. Die Lage spitzt sich zu, als sich der 14-jährige Simeon in eine Tochter der Poata verliebt. Der Streit eskaliert und der Patriarch verbannt den Vater von Simeon mit dessen Familie und auch noch einen jüngeren Bruder mit dessen Frau vom Hof. Die Verbannten finden ein neues Zuhause im Haus, das der Großmutter gehört. Allerdings ist deren finanzielle Zukunft auch durch einen schweren Unfall des Vaters mehr als in Frage gestellt. Simeon erfährt von einem Familiengeheimnis, das ihm die Großmutter nach jahrzehntelangem Schweigen preisgibt. Der Bruch dieses Schweigens aber führt letztendlich zu einer für fast alle Beteiligten heilsamen Lösung.

Eignung für die Filmtherapie: Achtung, der Film kann Frauen (sexuelle Übergriffe) wie auch Männer (Gewalt zwischen Großvater und Enkel sowie Großvater und Sohn) triggern! Eine Szene deutet das Töten eines Schafes an. „Mahana" ist ein Film, der nur nach guter Vorbereitung und einer intensiven therapeutischen Nachbegleitung gezeigt werden sollte. Dann ist er auch für Patientinnen mit Traumafolgestörungen geeignet.

Folgende Themenbereiche ergeben sich aus dem Filminhalt:

- Stellenwert von Traditionen
- Familiengeheimnisse und deren Auswirkungen auf die Nachfahren
- bedingungslose Liebe (Elternliebe, Liebe zwischen Mann und Frau, Liebe zu den Großeltern)
- Identität
- Mut, zu den eigenen Werten zu stehen, Zivilcourage
- Erwachsenwerden
- Wertvorstellungen im menschlichen Leben

Der Film eignet sich als Lehrgeschichte und zur Bewusstwerdung.

Eignung für welches Setting: Einzel- wie Gruppensetting, Supervision

Eignung für welche Diagnosegruppen: nach gründlicher Vor- und Nacharbeit für alle

Ich setze „**Mahana**" (2016) in den Gruppentherapien nicht so häufig wie andere Spielfilme ein, weil die Eindringlichkeit dieses Films eine besonders starke ist. Obwohl die Geschichte in Neuseeland spielt, zeigt meine Erfahrung, dass der Film auch Patienten mit österreichischen/deutschen bzw. europäischen Wurzeln beschäftigt.

BEISPIEL

Patienten im Therapieprozess

Ein 59-jähriger Patient, ich nenne ihn Herrn M., war schon geraume Zeit im stationären Setting, bevor ich den Film im Rahmen der Filmtherapie gezeigt habe. Er war eher wortkarg, einen wirklichen und vor allem konkreten therapeutischen Auftrag hatte es zu diesem Zeitpunkt noch nicht gegeben. Seine Ausführungen über seine Biographie waren lückenhaft, er könne sich eben an nicht mehr erinnern. Bekannt war die Tatsache, dass er in einer einmaligen Liebesnacht zwischen seiner Mutter und „dem Italiener" gezeugt worden war. Dieser sei verheiratet gewesen, eine Zeitlang habe er Geld geschickt, es habe aber nie einen persönlichen Kontakt zwischen Vater und Sohn gegeben. Dieser wäre auch von beiden Seiten gar nicht angestrebt worden. Der Patient sei bei seiner Großmutter aufgewachsen, die im Krieg nach Österreich flüchten habe müssen. Herr M. erinnerte sich zu diesem Zeitpunkt weder an das Woher noch an das Warum. An den Großvater, der deutlich älter als die Großmutter gewesen sei, habe er kaum Erinnerungen, weil dieser verstorben war, als Herr M. noch ein Kleinkind gewesen sei. Die einzige Erinnerung, die etwas emotional gefärbt war, war die Erzählung, dass er bei der Großmutter im Ehebett habe schlafen dürfen.

Herr M. war immer freundlich, aber distanziert, sowohl zu uns als Expertinnen wie auch zu den Mitpatienten. Er hatte neben einem Burnout, einer seit seiner späten Jugend bestehenden rezidivierenden Depression (die leicht bis mittelgradig und auch abhängig von den Jahreszeiten war) auch eine böse Mobbingerfahrung hinter sich, die letztlich zur Arbeitsunfähigkeit geführt hatte, und war hochgradig adipös. Seine fatalistische Haltung führte auch in den Einzeltherapien rasch zu einer „Sackgasse", weil es scheinbar überhaupt keine Veränderungsmöglichkeit aus Sicht von Herrn M. gab.

Dann kam jene Filmtherapie, in der ich „Mahana" (2016) zeigte. Für einige Patienten war der Film während des Ansehens sehr herausfordernd, nicht aber für Herrn M. Er saß wie gebannt aufrecht in seinem Sessel, die Augen starr auf die Leinwand fixiert. In vorherigen Filmtherapien war Herr M. immer wieder eingenickt, obwohl die Filmtherapie immer um 9.15 Uhr am Vormittag begann. Als die Szene gezeigt wurde, die die Hintergründe für das lang verschwiegene Familiengeheimnis erklärte, nickte Herr M. heftig und begann leise zu weinen. Die Tränen wollten nicht mehr versiegen. Auch nachdem der Film beendet war, und ich auf die immer danach stattfindende Pause hinwies, blieb Herr M. wie angewurzelt sitzen. Er wischte sich wie ein Kind die Tränen aus dem Gesicht. Auf meine Frage, ob er etwas benötigte, reagierte er vorerst gar nicht. Immer wieder schien er in einem inneren Dialog durch Nicken jemandem zuzustimmen. In der nach der Pause stattfindenden Gruppentherapie meldete sich Herr M. entgegen seiner bisherigen Gewohnheiten als erster zu Wort. Er erzählte sehr detailliert seine vollständige Biographie. Er war nicht das Kind einer „Liebes"-Nacht, ganz im Gegenteil: Seine Mutter hatte jemanden in einer Bar kennengelernt, der sie dann auf dem Heimweg vergewaltigt hatte. Es setzte sich ein Schicksal fort, denn auch die Mutter von Herrn M. war das Kind einer Vergewaltigung. Die Großmutter war erst 15 Jahre alt, als sie auf der Flucht in jenes Bundesland kam, in dem Herr M. aufgewachsen ist. Der Großvater hatte die Jugendliche „aus Mitleid" aus einem Flüchtlingslager geholt. Der Preis dafür war, dass sie dem um 30 Jahre älteren fremden Mann, wann immer er es einforderte, zu Willen sein musste. Herr M. erinnerte sich dann in der Einzeltherapie daran, dass ihm der Großvater, wenn es sein musste auch mit Gewalt, einprügelte, was an Tradition, Recht und Ordnung in seinen Augen wichtig war. Er erinnerte sich auch daran, wie er sich immer wieder an die Großmutter geklammert hatte, wenn der Großvater vor dem Bett stand und sein „Recht" einforderte. Heute noch beschuldigte er sich dafür, dass es ihm nicht gelungen war, die Großmutter vor den Vergewaltigungen zu schützen. Erfahren hatte er diese Familiengeheimnisse von der Großmutter auf ihrem Sterbebett und während der Begräbnisfeierlichkeiten von seiner Mutter.

Herr M. erkannte nun deutliche Zusammenhänge zwischen seiner Depression, seinen Schuldgefühlen und der immer wieder erlebten Auswegs- und Perspektivlosigkeit. Es ist davon auszugehen, dass sich die Schmerzen seiner Großmutter und seiner Mutter transgenerational in Herrn M. festgesetzt hatten.

Sowohl im Einzelkontext wie auch in der psychotherapeutisch geleiteten Gruppe lassen sich, zum Beispiel als Vorarbeit zu einer Filmtherapie, ausführlich Mythen, Tabus und weiter gegebene Vorurteile und Urteile besprechen, hinterfragen und auf deren Auswirkung für die eigene Identität untersuchen. Zum umfassenden Verständnisprozess gehört auch folgende Erkenntnis: „Die Eltern sind nur die Bausteinlieferanten, jeder Mensch hat die Aufgabe Baumeister seines eigenen Seins zu werden" (Frankl 2012, 109).

Daraus ergibt sich die therapeutische Aufgabe, wonach die Patientin Begleitung braucht, um sich von ihren Prägungen so weit distanzieren zu können wie es nötig ist, um ihr Leben selbstgestaltend in Freiheit und Selbstverantwortung zu leben.

Einen weiteren Einblick in die Arbeit mit transgenerationalen Belastungen gebe ich in der nachstehenden Fallvignette.

BEISPIEL

Patienten im Therapieprozess

Frau Z., über 60 Jahre alt und verheiratet, hatte mehrere schon erwachsene Kinder und Enkelkinder. Ihr wurde ein ambulantes 14-tägiges Setting verordnet. Frau Z. hatte bereits jahrelange psychotherapeutische Vorerfahrungen. Die Diagnosen waren laut ihrer Befunde eine rezidivierende Depressive Störung (mittelgradig), eine Angst- und Panikstörung sowie eine Neigung zu Obstipation.

Die ausführliche Biographiearbeit ergab noch bisher nicht berücksichtigte Aspekte. So war Frau Z. ein klassisches Kriegskind. Sie hatte ihre Mutter nie kennengelernt, weil diese bereits ein halbes Jahr nach der Geburt der Tochter verstorben war. Die Eltern waren während der Nazi-Zeit beide im politischen Widerstand (die Mutter war überzeugte Sozialistin, der Vater überzeugter Kommunist). Die Mutter von Frau Z. war auch viele Jahre im Frauen-KZ Ravensbrück interniert. Sie hatte die furchtbare Zeit überlebt und konnte sich zumindest noch einen Herzenswunsch – gegen Anraten der Ärzte – erfüllen: einem Kind das Leben zu schenken. Sie starb kurze Zeit nach der Geburt. Der Vater von Frau Z. konnte nicht verhindern, dass seine kleine Tochter in das Zentralkinderheim gebracht wurde, weil weder er noch die noch lebende Großmutter die Voraussetzungen erfüllten, einem Säugling gerecht zu werden.

Der Vater von Frau Z. heiratete deshalb relativ rasch nach dem Tod seiner ersten Frau eine überzeugte Nationalsozialistin, die einen achtjährigen Sohn mit in die Ehe brachte. Jetzt, da wieder „normale" Verhältnisse hergestellt waren, durfte die damals einjährige Frau Z. wieder nach Hause. Der Sohn missbrauchte seine Halbschwester über viele Jahre hinweg.

Frau Z. litt bereits seit ihrem Jugendalter an Depressionen sowie unerklärlichen Angstzuständen, die sich zu einer sehr belastenden Panikstörung entwickelten. Frau Z. zeigte klassische Symptome einer komplexen PTBS (Albträume, Flash Backs, Intrusionen, Affektflachheit bei gleichzeitiger Hypervigilanz) und berichtete von olfaktorischen „Wahrnehmungsstörungen“. Sie hatte ein einziges Mal einem Facharzt darüber erzählt, der dies mit psychotisch anmutenden Symptomen abtat. Frau Z. hatte immer, so lange sie sich daran erinnern konnte, einen Geruch nach Schweiß, Schimmel, Angst und Urin in der Nase. Sämtliche Bemühungen (auch medikamentöser Art), diese Gerüche wegzubekommen, scheiterten. Warum sie mit diesen Gerüchen belastet war, konnte sich Frau Z. nicht erklären. Sie habe „halt ein Nervenleiden‘“, resümierte sie. Neben vielem anderen war die große Zuneigung zu „Mutti“, der Stiefmutter, auffallend, obwohl Frau Z. viele detailreiche Schilderungen des sadistischen Verhaltens dieser Frau berichtete. Keine bis kaum eine Erwähnung war ihr die leibliche Mutter wert. Sämtliche Berichte von Frau Z. waren nicht affektiv getönt. Einzig wenn sie über ihre Enkelkinder sprach, zeigten sich schwache Emotionen. Als besonders dramatisch empfand ich es, dass sowohl die leiblichen Eltern wie auch die Stiefmutter und auch der bereits verstorbene Stiefbruder in einem Grab bestattet worden waren. Frau Z. fand daran gar nichts Schlimmes.

Als Kind und Jugendliche war es Frau Z. durch die Stiefmutter verboten gewesen, das Grab der leiblichen Mutter zu besuchen. Der Vater von Frau Z. hatte seiner Tochter heimlich von der leiblichen Mutter erzählt, unter Abnahme des Versprechens, dies nie gegenüber der Stiefmutter zu verraten. Frau Z., obwohl eine sehr politisch denkende Frau, war erst als Erwachsene und nur auf Drängen des Vaters, der damals schon schwer an Krebs erkrankt war, gemeinsam mit ihm in das KZ-Ravensbrück gefahren. Es war die letzte gemeinsame Unternehmung mit dem Vater, der kurz nach dieser Reise verstarb. Er hatte seiner Tochter eine Schachtel mit Liebesbriefen und einigen Fotos hinterlassen, die von der großen Liebe zwischen der Mutter und dem Vater von Frau Z. zeugten. Frau Z. hatte zwar die Schachtel seinerzeit gesichtet, aber sich bis zum Beginn der psychotherapeutischen Arbeit in meiner Praxis nie mehr damit auseinandergesetzt.

Mein Interesse an ihrer Biographie und dem Schicksal ihrer leiblichen Mutter mutete Frau Z. immer wieder seltsam an. Sehr behutsam erläuterte ich ihr die Erkenntnisse der transgenerationalen Belastung. Beinahe widerwillig begann sich Frau Z. mit ihrer leiblichen Mutter auseinanderzusetzen. Wir nützten die Fotos, um Ähnlichkeiten zu entdecken und mit der Zeit begann sich eine andere Identität bei Frau Z. herauszubilden. Sie war in Ansätzen stolz, die Tochter dieser Eltern zu sein. Zur Unterstützung des Prozesses gab ich ihr – nach Informationen über die Wirkweisen der Filmtherapie – den Film „Das Blaue vom Himmel" (2011) (Kap. 4) zum Ansehen mit nach Hause. Um sicher zu gehen, dass dieser Film nicht zu sehr zum Trigger wurde, vereinbarte ich den nächsten Termin schon eine Woche später. Außerdem bot ich Frau Z. an, mich gerne telefonisch kontaktieren zu können, falls es ihr nach dem Ansehen des Filmes schlecht gehen sollte. Zur Sicherheit hatte ich sie auch gebeten, diesen Film gemeinsam mit ihrem Mann anzusehen.

Frau Z. kam in die nächste Stunde. Ohne jegliche Regung gab sie mir den Film zurück. Ganz interessant sei er gewesen. Zumal die Landschaftsaufnahmen sie wirklich begeistert hätten. Auch die schauspielerische Leistung von Hannelore Elsner hätte ihr gefallen. Aber so ganz könne sie nicht nachvollziehen, warum ich ihr diesen Film gegeben hatte. Es vergingen wieder einige Therapiestunden. Nur ganz leichte Veränderungen waren wahrnehmbar. So berichtete sie, dass sich eigenartigerweise die olfaktorischen Wahrnehmungen in letzter Zeit verstärkt hätten. Sie führte das darauf zurück, dass ihr eingefallen war, dass sie seinerzeit beim Besuch im KZ-Ravensbrück (und in der Folge auch nach einem Besuch im KZ-Mauthausen) diesen Geruch ganz stark beim Besichtigen der Baracken wahrgenommen hatte. Einen Zusammenhang mit ihrer Person und ihrer Biographie, vor allem zur Krankheitsgeschichte, stellte sie nicht her. Vorsichtige Versuche meinerseits, diese möglichen Zusammenhänge aufzuzeigen, tat sie mit „das passt für mich nicht" ab. Einmal konnte ich Frau Z., von mir völlig unbeabsichtigt, aus der affektvermeidenden Haltung herauslocken. Wir arbeiteten an ihrer Wertevielfalt. Ich fragte nach dem Wert „Würde", den ich in ihrer Darstellung vermisste. Da wurde sie kurz aufbrausend: „Ach Sie mit ihrer Würde!", um sich sofort wieder in der Hand zu haben, sich zu entschuldigen (was sie gerne und viel und wegen allem und jeglichen tat). Immer wieder war ich in der Arbeit mit Frau Z. von sogenannten Täterintrojekten „angegriffen" und „abgewertet" worden. Nun also wieder.

Ich nutzte die Gelegenheit und gab Frau Z. den Film „Ein Leben für ein Leben – Adam Hundesohn" (2008) zum Ansehen mit nach Hause. Der Film gibt einen Einblick in das Überleben von traumatisierten Überlebenden des Holocaust.

Wieder legte ich die Rahmenbedingungen mit einem jederzeit möglichen Telefonanruf sowie einen Termin für die nächste Therapiestunde in der nächsten Woche fest. Und ich ersuchte wieder darum, dass sich Frau Z. nur im Beisein ihres Ehemannes diesen Film ansehen sollte.

Leider gehen ja bekanntlich nicht alle Fallbeispiele in der psychotherapeutischen Praxis „gut" aus. „Gut" war im Prozess mit Frau Z., dass sie mich bereits einige Tage, nachdem ich ihr diesen Film geborgt hatte, angerufen hatte, um weinend und aufgelöst zu berichten, dass sie nun einiges mehr verstanden habe. Ich habe dieses „mehr" nicht mehr bearbeiten können, denn Frau Z. beendete unsere gemeinsame Arbeit in der nächsten Sitzung.

Der therapeutische Einsatz von Spielfilmen stellt bei der transgenerationalen Arbeit eine gute und sinnhafte Ergänzung dar. Die stetig wachsende Literatur sowie die Dokumentationen zu den transgenerationalen Aspekten sind hilfreiche Verbindungsbrücken zwischen Bibliotherapie und Filmtherapie.

Fragen und Themen in der Filmtherapie zur Unterstützung eines transgenerationalen Prozesses

- Gibt es in Ihrer Familie ähnliche Familiengeschichten?
- Welche besonderen Eigenheiten kennen Sie von Ihren Großeltern/Eltern? Was wurde davon weiter gegeben?
- Gab es auch in Ihrer Familie sogenannte Familiengeheimnisse? Welche? Wer hat sie gelüftet?
- Gab es in Ihrer Familie auch sogenannte „schwarze Schafe"? Kennen Sie deren Geschichte?
- Welche Ähnlichkeiten haben Sie mit ihren Vorfahren gemeinsam?
- Was haben Ihre Großeltern/Eltern während des Krieges/nach dem Krieg/in der Zeit des Wiederaufbaus erlebt?
- Welche Werte wurden Ihnen vom wem mit gegeben? Welche davon sind auch heute noch für Sie relevant?
- Wissen Sie etwas von der ersten Liebe Ihrer Großeltern/Eltern?
- Was erzählt man sich von den Angehörigen, die im Krieg verstorben sind?
- Gibt es noch Spielzeug, das Sie vielleicht von einem Ihrer Vorfahren übernommen haben?
- Von wem haben Sie Ihren Vornamen? Wissen Sie auch warum?
- Welche Rolle spielten Haustiere bei Ihren Vorfahren? Ist damals jemand von ihnen geritten oder Ging auf die Jagd?

- Welche Weltanschauung und welche politische Haltung hatten Ihre Vorfahren? Was davon hat Sie geprägt?
- Was erzählt(e) Ihre Mutter über das Verhältnis zu ihrer Mutter/zu ihrem Vater? Gab es eine Vertrauensperson für sie? Wer war Vorbild für sie?
- Was erzählt(e) Ihr Vater über das Verhältnis zu seinem Vater/zu seiner Mutter? Hatte er eine Vertrauensperson? Wer war Vorbild für ihn?

2.7 Filmtherapie als Beitrag zur bindungsbasierten Psychotherapie

Gerade in der therapeutischen Arbeit mit Menschen mit komplexen Traumafolgestörungen, aber auch Ess-Störungen, ist das Bindungsangebot im Rahmen der Psychotherapie fester Bestandteil meiner therapeutischen Identität. Immer schon wurde ich dabei von meinen vierbeinigen Co-Therapeuten mit unterstützt. Gemeinsam mit Geza, einem zweijährigen Magyar Vizsla, sind wir ein sogenanntes TAT-Team (Tiere als Therapie). Geza ist ein geprüfter Therapiebegleithund und arbeitet sowohl in der Einzelpraxis wie auch im klinischen Setting gemeinsam mit mir.

Viele Patienten haben unsichere Bindungsrepräsentationen bis hin zu Bindungsstörungen, vor allem Patienten mit Traumafolgestörungen, Persönlichkeitsstörungen, Ess-Störungen und Abhängigkeitserkrankungen. Auffallend viele Patienten, die in der Lebensmitte ein Burnout erleiden, also eine Erschöpfungsdepression, sind der Kriegsenkelgeneration zuzurechnen. Aber auch bei jungen Patienten finden sich immer noch Spuren jenes Giftes, wie ich das aufgrund der Dramatik bezeichnen möchte, das Johanna Haarer mit ihrem für Generationen von Frauen geltenden Werk „Die Deutsche Mutter und ihr erstes Kind" aus dem Jahr 1934 versprüht hat. Viele dieser „Weisheiten" leben noch in uns und unseren Patienten weiter und sollen an dieser Stelle auch gar nicht wiederholt werden. Beschämenderweise wurde das Haarer-Buch bis zuletzt 1987 aufgelegt. Auch der von mir sehr geschätzte Psychoanalytiker Arno Gruen war in seinen Werken nicht müde geworden, auf die maßgeblichen Einflüsse, die Eltern in deren Erziehung auf die Kinder haben, hinzuweisen. Die entsprechende Literatur spricht von „dressierten Säuglingen", von Kindern, die überwacht aber nicht befürsorgt wurden, denen Tränen und Schmerz abgesprochen und aberzogen wurden und die vor allem eines sein sollten: brav und angepasst. Nach der Lektüre des sehr erschütternden und berührenden Buches des Kriegskindes Kurt Meyer („Geweint wird, wenn der Kopf ab ist"; 1998) wird einem klar, wie sehr der Ungeist der damaligen Zeit fortlebt.

Lassen Sie mich im Folgenden auf das Wesen einer bindungsbasierten Psychotherapie in der Erwachsenenbehandlung hinweisen. Patientinnen, die in unsere Praxen kommen oder uns im stationären Setting zugeteilt sind, kommen mit einem mehr oder minder aktivierten Bindungssystem. Im Rahmen der Übertragung sieht der hilfesuchende Mensch in der Therapeutin eine Bindungsperson. Diese Tatsache gilt es für die Therapeutin zu berücksichtigen. Insgesamt sollten innerhalb einer bindungsbasierten Psychotherapie folgende Punkte beachtet werden (Brisch 2010, 122ff.):

- Im Erkennen, dass bei der Patientin das Bindungssystem aktiviert ist, sollte eine Psychotherapeutin, die bindungsbasiert arbeitet, ihr Fürsorgesystem aktivieren. Das bedeutet, dass sie der Patientin räumlich, zeitlich und emotional zur Verfügung stehen sollte. Brisch (2010) hat dieses Vorgehen „time intensive" genannt. Ich habe diese Haltung in das Behandlungskonzept für den Kompetenzbereich Ess-Störungen (s. Kap. 4) integriert.
- Der „sichere Hafen", den eine sicher bindende Person anbietet, sollte ein Äquivalent in der Psychotherapeutin finden und sich in der Haltung „Ich nehme dich in deiner Not an. Immer." widerspiegeln. Nur dann wird der Patient seine Probleme mit emotionaler Sicherheit bearbeiten können. Erfahrungsgemäß ist das ein sehr langer Prozess, der bei bestimmten Patientengruppen immer wieder neu hinterfragt und daher bestätigt werden sollte (z.B. bei Patientinnen mit einer emotional-instabilen Persönlichkeitsausrichtung).
- Voraussetzung, dass ich als Psychotherapeutin bindungsbasiert arbeiten kann, ist, dass ich meine eigene Bindungsrepräsentation kenne. Dies und das Wissen um die unterschiedlichen Bindungsrepräsentationen ermöglichen, flexibel mit Nähe und Distanz in der Interaktion mit dem Patienten umzugehen. Ich persönlich bespreche verschiedene Fürsorgeinterventionen psychoedukatorisch, biete mich aber auch als „Tankstelle" an. Meiner Erfahrung nach lässt sich intuitiv gut erfassen, wann wieviel und welche Form von Nähe, z.B. Trost und körperliche Berührung, angebracht ist.
- Nach einer (immer wieder zu gebenden) Psychoedukation zu den unterschiedlichen Bindungsrepräsentationen ist es notwendig, die Patientin dahingehend zu ermutigen, über ihre aktuelle Form der Beziehungsgestaltung zu reflektieren. Die Psychotherapeutin wiederum sollte sich bewusst sein, dass es dabei zu Übertragung und Gegenübertragung kommt. Auch dies sollte mit der Patientin besprochen werden. Vorsicht vor zu viel therapeutischer Nähe ist bei jenen Patienten geboten, die eine unsicher vermeidende Bindungsrepräsentation haben, weil Nähe als zu bedrohlich empfunden wird.
- Bei Patienten mit sehr frühen Störungen kann es im Verlauf des Therapieprozesses immer wieder zu einem Zurückfallen in kindhaftes Verhalten kommen.

Es hat natürlich auch gruppendynamische Auswirkungen, wenn plötzlich ein Teil der Gruppe nur noch mit Stofftieren zu den Gruppentherapien erscheint, oftmals die Beine am Sessel überkreuzt. Deshalb ist es im Rahmen der bindungsbasierten Psychotherapie wichtig, den Patienten immer wieder ins Hier und Jetzt einzuladen bei gleichzeitigem Wahrnehmen und Reflektieren der Gefühle und Wahrnehmungen aus der Kindheit.

- Daraus ergibt sich, dass Trauer über das möglicherweise nie Gehabte zugelassen wird. Es wird aber auch aufgezeigt, dass ein Verhalten, das damals angebracht war, heute im Erwachsenen-State überholt ist.
- Etwas unzureichend oder nie gehabt zu haben, nämlich Feinfühligkeit und sichere Bindung, veranlasst (verständlicherweise) viele Patientinnen, den nunmehrigen „sicheren Hafen" nicht mehr loslassen zu wollen. Bindungsbasierte Psychotherapeutinnen haben hierbei die Aufgabe, behutsam und an das gestärkte erwachsene Selbst appellierend, Loslassen-lernen zu ermöglichen. Dann kann erlernt werden, dass körperliche und räumliche Trennungen notwendig sind, um ein selbstverantwortliches Leben zu gestalten und trotzdem die sichere Basis bestehen bleiben kann (z.B. indem bei innerer Not eine Wiederaufnahme der therapeutischen Beziehung möglich ist.

Was bedeutet dies nun für eine Filmtherapie, die einen Beitrag zu einer bindungsbasierten Psychotherapie leisten will?

Spielfilme, die das Thema Bindung, Fürsorgeverhalten, Kindheit, Jugend, Erwachsenensein und Loslassen zum Inhalt haben, sind z.B. „**Das Blaue vom Himmel**" (2010), „**Little Miss Sunshine**" (2006), „**Dein Weg**" (2006) oder auch „**Das Dschungelbuch**" (1967).

In der Vorbereitung zur Filmtherapie ist eine ausführliche Psychoedukation im Einzel- wie auch im Gruppensetting zum Thema Bindung, Fürsorge und Bindungsrepräsentationen notwendig (idealerweise mit PowerPoint-Präsentationen sowie Handzetteln). Ein therapeutisch „roter Faden" in den Gruppentherapieprozessen (s. Kap. 5) ist ebenfalls hilfreich.

In der Nachbesprechung der Spielfilme helfen gezielte Fragen, die die Brücke zwischen dem Gesehenen und dem eigenen Erleben herstellen, z.B.:

- „Ist Ihnen aufgefallen, welche Bindungsrepräsentation die Figur XY haben könnte?"
- „Woran haben Sie das erkannt?"
- „Kennen Sie das auch aus Ihrem Beziehungsverhalten?"

Wenn man Zeichentrickfilme oder sogenannte Kinder- und Jugendfilme in sein filmtherapeutisches Programm aufnimmt, so bietet sich hier eine gute

Möglichkeit, direkt an die Kindheitserinnerungen der Patienten anzudocken, um ihnen dann zu helfen, die Unterschiede von Damals zu Heute wahrnehmen zu können. Ein wunderbarer Film, der zusätzlich auch das Thema Loslassen sehr einfühlsam behandelt, ist „**Ein Schotte macht noch keinen Sommer**“ (2014).

FILME IN DER THERAPIE

EIN SCHOTTE MACHT NOCH KEINEN SOMMER
(What We Did on Our Holiday)
Regisseure: Andy Hamilton, Guy Jenkin
Hauptdarsteller: Rosemunde Pike, David Tennant, Billy Connolly, Emilia Jones, Bobby Smalldridge, Harriet Turnbull

UK 2014, Spieldauer ca. 92Minuten

Inhalt: Doug und Abi stehen als Paar kurz vor der Trennung. Gemeinsam mit ihren drei Kindern Lottie, Mickey und Jess fahren sie zum väterlichen Großvater nach Schottland, der seinen 75. Geburtstag feiert. Um dem kranken Opa keine zusätzlichen Sorgen zu bereiten, wird vereinbart, über die Realität Stillschweigen zu bewahren und heile Familie zu spielen. Dies auch, damit sich der Bruder von Doug, in dessen Villa der Großvater lebt und der eine riesige Geburtstagsfeier „generalstabsmäßig“ vorbereitet, nicht wieder abfällig über seinen jüngeren Bruder und dessen Familie äußern kann. Die Kinder erleben mit ihrem Opa einen wunderbaren Tag am Strand. Sie erfahren, dass er in direkter Abstammung zu den Wikingern steht. Der krebskranke Großvater verstirbt am Strand. Die Kinder stehen nun vor der Entscheidung, die die Geburtstagparty vorbereitenden und sich heftig streitenden Erwachsenen zu holen oder dem Willen des Großvaters zu entsprechen, eine Wikinger-Beerdigung zu organisieren. In mehrfacher Hinsicht endet der Film mit kleinen und großen Happy Ends.

Eignung für die Filmtherapie: Als Beitrag zu den Themenbereichen Bindung, Fürsorge, Kindheit, Jugend, Erwachsensein, Loslassen, Werte, Traditionen, physische wie psychische Krankheit und Umgang mit Wahrheit (Schein und Sein) ist der Film gut geeignet. Im Rahmen eines gruppentherapeutischen Prozesses (Ergänzung zur Biographiearbeit und Filmtherapie) zeige ich den Film auch zweimal.

Folgende Themenbereiche ergeben sich aus dem Inhalt:
– Bindung, Fürsorge, Kinder vor der Realität „schonen“ wollen bzw. die Frage „Wieviel Realität ist Kindern zumutbar?“

- zwischenmenschliche Kommunikation, Lügen und Wahrheiten, Sensationsgier von Medien, Wertschätzung, Respekt
- Verhältnis Großeltern – Kinder
- kindliche Vorstellungswelten und deren reale Entsprechungen
- wenn Kinder „erwachsener" sind als die Erwachsenen
- Augenfutter durch schöne Landschaftsdarstellungen (Ressourcen, gute Erinnerungen an vergangene Reisen etc.)
- Umgang mit dem Leben, mit dem Sterben und mit dem Tod, Berücksichtigung des sogenannten „Letzten Willens"
- Wertvorstellungen im Leben
- Wie viel Unkonventionelles darf in einem Menschenleben Platz haben?
- Happy End trotz Loslassen

Der Film eignet sich als Lehrgeschichte, zur Bewusstwerdung und zur Entlastung.

Eignung für welches Setting: Einzel-, Gruppentherapie, Supervision, Kinder und Jugendliche, Erwachsene, Senioren

Eignung für welche Diagnosegruppen: alle

Kindheit und Jugend sind für viele Patientinnen mit schlechten bis traumatischen Erinnerungen verbunden. Psychotherapeutisch hilfreich ist es, die „Ausnahmen" von diesen schwierigen Zeiten zu entdecken. Auch hierbei können Spielfilme helfen. Seien es hilfreiche Erwachsene und/oder Haustiere gewesen, die Positives hinterlassen haben: Unter Zuhilfenahme von Spielfilmen, die therapeutisch bearbeitet werden, können diese Spuren sehr heilsam sein.

Für alle Patienten, die selbst Eltern und/oder Großeltern sind, kann die Fokussierung auf deren Umgang mit den eigenen Kindern und Enkelkindern sichtbar machen, dass Schlechtes nicht zwangsläufig fortgesetzt werden muss. Viele meiner Patientinnen haben trotz unsicherer Bindungsrepräsentation oder sogar Bindungsstörungen die eigenen Kinder sicher binden können. Aber auch jene, die auf eigene Kinder verzichtet haben, haben vielleicht Erfahrungen mit Kindern, denen sie eine Mentorin sein konnten. Auch diese Patientengruppe fühlt sich durch entsprechende Spielfilme in der Filmtherapie angesprochen und aufgewertet.

Die Erfahrung von Trennung und Verlust und der Umgang damit stellen große Herausforderungen an unser menschliches Dasein. Darunter verstehe ich nicht nur den Verlust an Menschen, sondern auch an Idealen, Plänen, Gesundheit etc. In der begleitenden Filmtherapie kann der Bogen vom Beginn der eigenen Spuren bis hin zur Frage gespannt werden, welche Spuren ich hinterlassen möchte.

Im Analogon zur sicheren Bindungsrepräsentation kann das Thema „Was wertvoll ist, bleibt“ umfassend auch filmtherapeutisch begleitet werden, in dem Sinne, dass das Wesentliche eines Menschen auch nach seinem Tod im Herzen jener bestehen bleibt, die ihn gekannt, geliebt, geschätzt haben; z.B. mit „**Dein Weg**“ (2010), „**Oskar und die Dame in Rosa**“ (2008), „**El Olivo – Der Olivenbaum**“ (2016) oder auch „**Der letzte Mentsch**“ (2013).

2.8 Zusammenfassung: Wirkweisen der Filmtherapie

> *„In unserem Jahrhundert des Verschwindens ist das eigentliche Thema des Kinos die Seele – ihr bietet es eine umfassende Zuflucht. Dies ist, so glaube ich, der Schlüssel zu der Sehnsucht, die es ausdrückt, und zu dem Reiz, den es für uns hat“ (Berger 1991, 61).*

Das Kino als Zufluchtsort für die Seele – ein schöner Gedanke; was aber bieten Spielfilme und deren Präsentation für „die Seele“?

Das Spezielle eines Kinos oder einer Filmvorführung. Der verdunkelte Saal, (wenn möglich) bequeme Sitzmöbel, die visuelle und auditive Fokussierung auf die Leinwand, die Erwartungshaltung, die mit anderen Zuschauenden geteilt wird – all das führt zu einem, in der spezifischen Literatur über Filmtherapie beschriebenen, „Versunkensein“. Das wiederum ist die Voraussetzung für eine Aufnahmefähigkeit, für die Möglichkeit, sich etwa 90 Minuten konzentrieren zu können, wenn ein zweiter wesentlicher Faktor gelingt, nämlich das Einlassen auf das filmische Geschehen durch eine optimale Mischung von Drehbuch, Kamera, Regie, Ton, Licht, Schauspielkunst und Schnitt.

Handlungsentlastung. Zusehende von Filmen sind „handlungsentlastet“ (Wulff 2005, 379). Gleichgültig, wie sich eine Filmgeschichte entwickelt, es ergeben sich keine praktischen Implikationen für die Zuschauenden. Dieses „als-ob“ erlaubt klare Positionen und Einstellungen vorzunehmen, ohne jemals handlungsorientiert zur Rechenschaft gezogen zu werden. Die Filmtherapie kann dies dazu nützen, moralische Haltungen abzufragen und gesellschaftspolitische Themen aufzubereiten.

Gerechtigkeit. Filme geben auch ein „Gerechtigkeitsversprechen" (Wulff in 2005, 379), was wiederum entlastet. Niemand wird wirklich geschädigt, niemand stirbt tatsächlich. Aber, wie Wulff betont, „poetische Gerechtigkeit ist nicht einklagbar" (Wulff 2005, 379).

Bindung und Reflexion. Filmfiguren binden Zusehende an den Film. Die Figuren sind einem Lernprozess unterworfen und den Zuschauenden werden Prozesse der Selbstreflexion und -erkenntnis, des Abfragens der Wertevielfalt und der Selbstverantwortung zur Verfügung gestellt. Die Filmtherapie nützt diese Tatsache und lädt dazu ein, über die Figuren zu sprechen und einen Einblick in die Person der Zuseherin/Patientin zu geben. Hinzu kommen die förderlichen Prinzipien einer Gruppenpsychotherapie, die das Erkennen des Selbst bei gleichzeitigem In-Beziehung-Setzen unterstützen. Im geschützten Rahmen des Einzelkontextes können danach „heikle" Themen, die in der Filmtherapie an die Oberfläche kommen, besprochen werden.

Film als Erlebnis. Im DVD-Zeitalter spielt das einstmals Besondere – nämlich ins Kino gehen – zunehmend eine geringere Rolle. Dennoch bedeutet Filmansehen immer auch ein Spiel mit den Erfahrungen der Vorfreude, der Freude an Grenzerfahrungen oder extremen Erfahrungen. Die Filmtherapie kann dieses Besondere wiederbeleben, in dem vieles, was der Kinobesuch ehemals vermittelte, nachgestellt wird: der verdunkelte Raum, die Sitzreihen, die bequemen Sessel, die Intimität des Besonderen.

Empathie durch Geschlossenheit. Filme haben – wie auch Fotografien – eine Geschlossenheit. Sie verweisen auf Vergangenes, lassen uns aber ein Hier und Jetzt erleben. Allerdings kommen wir nie in Verlegenheit, aktiv in das Geschehen eingreifen zu müssen, weil dies gar nicht möglich wäre. Wir dürfen virtuell reagieren, ohne zu agieren, wir können uns ganz unseren Gedanken und Gefühlen hingeben. Wie Brinckmann betont, sind dadurch „die Voraussetzungen, Empathie zu entwickeln, im Kino grundsätzlich günstiger als in der Wirklichkeit" (Brinckmann 2005, 337).

Illusion und Bezug zur Realität. Filme lassen Zuschauende in eine Illusion eintauchen. Zumindest für die Spielfilmdauer können wir deshalb die Realität ausschalten. Es ist die Kunst der Filmtherapeutin, die Patientin wieder sanft in die Realität zurückzuholen und in einer therapeutischen Auseinandersetzung Bezüge zwischen Filmillusion und individueller Realität herzustellen. Außerdem ist es Aufgabe der Therapeutin, den Patienten auf Möglichkeiten und Chancen hinzuweisen, ihn dazu einzuladen, Gleiches und Verschiedenes zu erkennen, über Lösungsideen nachzudenken und Verstehen und Reflektieren zu fördern.

Quelle affektiver Empathie. Filme ermöglichen ein einfühlendes Verstehen, sie können dadurch einen guten Zugang zur (affektiven) Empathie herstellen. In der therapeutischen Bearbeitung sollen deshalb gleichermaßen psychoedukatorische Elemente vorhanden sein, wie auch ein Hinführen zur persönlichen Erlebniswelt der Gefühle und ein Fördern von Empathie.

Quelle „somatischer" Empathie. Filme können neben der affektiven auch eine sogenannte „somatische" Empathie hervorrufen. Wir erleben die körperliche Anstrengung durch das Sehen von angespannter Muskulatur mit (und sitzen dabei mehr oder weniger entspannt im Sessel), können aber trotzdem nachempfinden, wie groß die gezeigte Anspannung ist. Durch die Besonderheit des Films können wir unseren eigenen Körper zugunsten des dargestellten vergessen, wir empfinden dargestellte Gefühle mehr oder weniger intensiv mit. Wir erleben Gefühle nach, um uns vorzustellen, was in der Figur gerade vorgeht. Wir fühlen mit, weil wir auf Analoges unserer Erfahrungswelt zurückgreifen können, das uns dann erneut die entsprechende Emotion wahrnehmen lässt.

Genres und ihre Wirkweisen. Unterschiedliche Filmgenres rufen unterschiedliche Formen des empathischen Mitgehens aus. Musikfilme oder verfilmte Musicals spielen mit dem Reiz der Harmonie. Die Einheit tanzender Körper führt zu einem Mitschwingen. (Denken Sie etwa an die Filme von Fred Astaire oder aber auch an „Dirty Dancing" (1987)) (Slapstick-)Komödien setzen eine gewisse Distanz voraus, denn zu viel Nacherleben im eigenen Körper kann bald unerträglich werden. (Tipp: Achtung bei der Auswahl solcher Filme für die Filmtherapie). Actionfilme sprechen jene Zusehende an, die auf physische Omnipotenz – wie einen Rausch an Geschwindigkeit – ansprechen. Gangster- oder Westernfilme beziehen die Zuschauenden körperlich mit ein. Das Melodram hingegen zielt auf eine umfassende Erotik. Letztlich spielt der Thriller mit den Urängsten im Menschen: der Angst vor der Dunkelheit, der gefühlten Unentrinnbarkeit aus gefährlichen und bedrohlichen Situationen, das Gefühl durch ein Gelähmtsein nicht flüchten zu können. Meiner Meinung nach lässt sich in der Filmtherapie mit (fast) allen Genres arbeiten.

Emotionen im Film. Die im Film dargestellten Gesichtsausdrücke rufen hochspezifische Emotionen hervor. – über kulturelle Grenzen hinausgehend. Dies belegen z.B. die Studien von Paul Ekman (z.B. Ekman 1982) über die rasche und umstandslose Wiedererkennung von sogenannten Grundemotionen wie Freude, Trauer, Ekel, Wut, Angst oder Überraschung.

„Probe-Fühlen“. Was in der Realität unangenehm berührt, z. B. offensichtliche Liebesszenen in der Öffentlichkeit, können wir im Film ganz ungeniert beobachten und anstarren. Ich kann mich davon vielleicht bewegen lassen, ohne mich selbst zu bewegen. Ich kann mich an eigene schöne Erfahrungen erinnern, oder aber auch eine Form der Nähe miterleben, ohne jedoch selbst Nähe zulassen zu müssen. Darunter fällt die Wirkform, die Gross (2012, 116) als „Probe-Fühlen“ bezeichnet. Wir können ungeniert auf die Leinwand starren und beobachten, was soziale Normen in der Realität untersagen. Der Film wählt für uns immer die beste Perspektive aus, was uns in der Realität oft verwehrt wird. So können wir eine Fülle an Eindrücken wahrnehmen, die uns – therapeutisch gefördert und aufbereitet – zu unserer eigenen Fülle an Wahrnehmungen, Werten, Talenten und Ressourcen führen kann.

3 Filmtherapie – eine schulenübergreifende Intervention

3.1 Was wirkt? Mensch oder „Therapiemethode"?

Ohne mich in der Vielzahl von Wirksamkeitsstudien über Psychotherapie verlieren zu wollen, behaupte ich, dass in erster Linie der Mensch und die Therapeutin Wirkungsweisen auslösen können, in zweiter Linie eine auf den Bedarf des Patienten und seine Person hin ausgerichtete individuelle, wissenschaftlich fundierte und zum richtigen Zeitpunkt eingesetzte Intervention und erst zuletzt die Psychotherapiemethode. Auf den gravierenden Unterschied zwischen den in Deutschland anerkannten Psychotherapiemethoden und jenen, die in Österreich anerkannt sind, sei an dieser Stelle nur verwiesen.

Ich selbst bin humanistisch ausgebildet und eine Vertreterin der Existenzanalyse und Logotherapie nach Viktor E. Frankl. Frankl sprach von „Dritter Wiener Schule", wenn er über die Existenzanalyse und Logotherapie referiert hat. Außerdem hat er im Unterschied zur „Tiefenpsychologie" einer Psychoanalyse immer von einer „Höhenpsychologie" der Existenzanalyse und Logotherapie gesprochen. Aufgrund auch seiner persönlichen Erfahrungen als KZ-Überlebender versteht sich die Existenzanalyse als eine Analyse des Menschseins auf Verantwortlichsein hin und die Logotherapie als eine „Psychotherapie vom Geistigen her" (Frankl 2005, 61ff.). Die bekannteste Schülerin von Frankl, Elisabeth Lukas, hat in einer ihrer Vorlesungen während meiner Ausbildung einen mir immer noch sehr hilfreichen Ausspruch getätigt: „Wenn Sie einmal [in der Therapie, Anm. d. Verf.] nicht weiterwissen, so vergessen Sie eines nicht: Sie sind immer Mensch".

Ich habe dazu, neben systemischen und hypnotherapeutischen Aus- und Weiterbildungen, auch eine umfangreiche traumatherapeutische Aus- und Weiterbildung abgeschlossen. So hilfreich diese Techniken auch sind, und ich sie auch nicht vermissen möchte, so „trägt" mich dennoch das Menschenbild, dem die Existenzanalyse und Logotherapie zugrunde liegt. Demzufolge werden Sie auch immer wieder Spuren davon in meinen Ausführungen über Filmtherapie finden. Die Filmtherapie hat ihre Ursprünge in der Psychoanalyse (aufgrund der Ähnlichkeit von Film und Traum). Außerdem wurde die Filmtherapie früh als Intervention in der kognitiv-behavioralen Therapie eingesetzt, nämlich in der Erstanwendung als „Hausaufgabe" (Hesley/Hesley 2008). Doch Lampropoulos et al. (2004) zeigten auf, dass vor allem auch humanistisch orientierte Psychologinnen/Psychologen und Therapeutinnen/Therapeuten damit arbeiten. Sie verweisen auf fünf unterschiedliche Therapierichtungen, die mit Filmtherapie arbeiten (Lampropoulos et al. 2004):

- kognitiv-behavioral („cognitive-behavioral“)
- humanistisch-existenziell („humanistic-existenial“)
- psychodynamisch-analytisch („psychodynamic-analytic“)
- interpersonal-systemisch („interpersonal-family systems“)
- integrativ-kombinatorisch („eclectic-integrative“)

3.2 Beziehungsgestaltung und Filmtherapie

3.2.1 Grundlegende Überlegungen zur therapeutischen Beziehung

„Wer bin ich? Und wenn ja, wie viele?“ – Auf diesen Ausspruch von Gunther Schmidt (2003) sollten Psychotherapeutinnen bereits vor der Arbeit mit Patientinnen ausreichend Antworten gefunden haben. Andernfalls besteht die Gefahr, sich im Übertragungsdschungel zu verlieren. Dem sich bewussten Selbst der Therapeutin steht oftmals ein verunsichertes, überhöhtes, schwaches, angepasstes und manchmal auch ein kaum wahrnehmbares Selbst der Patientin gegenüber.

Manche von Ihnen werden sich vielleicht noch an den Film „Reine Nervensache“ (1999) mit Robert de Niro in der Rolle des von Panikattacken geplagten Mafia-Bosses erinnern. Dieser sucht sein Seelenheil beim letztlich restlos überforderten Psychiater Sobol, dargestellt durch Billy Crystal. Basics des therapeutischen Seins, wie eine gesunde Distanz, Empathie statt Sympathie usw., fallen der Überforderung von Sobol zum Opfer – wohl kein Lehrfilm über eine gelungene therapeutische Beziehung.

Welche Grundlagen aber muss eine gelungene therapeutische Beziehung haben, die die Basis jeglicher Psychotherapie ist? Die nachfolgende Auflistung lässt ausreichend Platz für Ihre eigenen Erfahrungen:

Halt, Sicherheit, Vertrauen – im Sinne eines psychoanalytischen Containments. Wie kann es in der psychotherapeutischen Arbeit gelingen, das für den Patienten unerträgliche psychische Leid in ein erträgliches zu wandeln? Im Gegensatz zu unserem Klientel, das sich oftmals gerade in Gruppentherapien vom Leid des Anderen „mit hinunter ziehen“ lässt, können wir Therapeutinnen und Therapeuten das Unerträgliche aushalten, den Schmerz des Anderen mittragen, ihn aber nicht abnehmen, sondern im Sinne der Selbstverantwortung dem Anderen zumuten, sein Leben (und damit eben auch das Schwere) zu bewältigen. In der psychotherapeutischen Praxis erleben wir immer wieder das „Testen" unserer Bindungsfähigkeit, z. B. bei Patientinnen mit einer Persönlichkeitsstörung oder aber auch mit Traumafolgestörungen. Diese Personen fragen immer wieder an, ob wir als Therapeutinnen und Therapeuten ihr Sein aushalten können (auch wenn sie sich, wie bei **„Reine Nervensache"** (1999), nicht an Rahmenbedingungen und Vereinbarungen halten oder halten können).

Patienten können durch die therapeutische Beziehung lernen, dass sie ihrem Gegenüber vertrauen können und dass ihr Gegenüber die Person hinter dem Leid wahrnehmen und wertschätzen kann.

Heilung braucht Beziehung und Interaktion. Vielen psychischen Störungsbildern liegt als Ursache die fehlende Erfüllung menschlicher Grundbedürfnisse im Kindes- und / oder Jugendalter zugrunde. In der psychotherapeutischen Beziehung geht es demnach um Nachlernen und Nachreifen (Kap. 2.7). Nach den fünf Grundbedürfnissen von Albert Pesso (Begründer der Pesso-Therapie) – Grundbedürfnis Platz, Nahrung, Unterstützung, Schutz und Grenzen – sind Psychotherapeutinnen Menschen, die Platz und Raum für das Sein geben können. Auch wenn der Spielfilm **„Der wunderbare Garten der Bella Brown"** (2016) nichts mit Psychotherapeutinnen zu tun hat, so geht es in diesem feinen und leisen Film genau darum: Platz für das eigene Sein gestalten und dabei unterstützen, dass dies gelingen kann.

Menschen brauchen Menschen – Theorie des Interpersonellen Lernens. In einer psychotherapeutischen Beziehung können frühere und künftige Beziehungen reflektiert, verstanden und, wenn nötig, verändert werden. Die Erfahrung, dass Abhängigkeit und Dependenz keine funktionale Beziehung ausmachen, sondern eher die Ursachen für wiederholt als schlecht empfundene und in Hilflosigkeit erstarrte Beziehungsmuster sind, kann in der Psychotherapie nicht nur wiedererlebt (Übertragung und Gegenübertragung), sondern eben auch reflektiert werden, was den Beginn zur Veränderung darstellen kann.

Yalom postuliert die Notwendigkeit, in einer guten therapeutischen Beziehung von einer wirklichen zu einer „echten" Beziehung zu gelangen (Yalom 2005, 475ff.). Nach dem humanistischen Ansatz ist der Mensch nicht zum Selbstzweck im Leben, sondern „braucht" ein Du, um der zu werden, der er werden soll: „Der Mensch wird am Du zum Ich" (Buber 2006, 32).

Das Erkennen, Lieben und Verstehen des eigenen Selbst als Voraussetzung für intentionales Sein. Frankl hebt in seinen Werken, so auch in seinem Grundlagenwerk „Ärztliche Seelsorge“ (Frankl 2005) immer wieder die Einzigartigkeit und Einmaligkeit menschlichen Daseins und dessen Sinnhaftigkeit hervor:

> *„Zu dieser doppelten Endlichkeit menschlichen Daseins kommt jedoch ein drittes konstitutives Moment – das sie auch schon sprengt: die Transzendenz der Existenz, das Auf-etwas-hingeordnet-Sein des Menschen; denn einmalig und einzigartig ist der Mensch an sich, aber nicht für sich. ... - Hillel fasst seine Lebensweisheit zusammen, in dem er seine Lebensweisung in drei Fragen kleidet: Wenn nicht ich es tue – wer soll es tun? Und wenn ich es nicht jetzt tue – wann soll ich es tun? Und wenn ich es nur für mich tue – was bin ich dann?“ (Frankl 2005, 284).*

Sich auf eine Beziehung einzulassen bedeutet auch, Vorbild zu sein – und eben diesen Vorbildcharakter erwarten Patienten in der Psychotherapie. Sie wünschen sich Antworten auf die oftmals ungestellte Frage: „Wie machen Sie das eigentlich?“

Psychotherapie ist kein Ersatz für Beziehungen. Aber Psychotherapie kann der Rahmen sein, in denen Beziehungen erfahren, gelernt und ausprobiert werden können.

Therapeutische Beziehung dient somit als Einladung zu intrapersonalen Veränderungen. Dies erfordert eine klare Haltung der Psychotherapeutin, da andernfalls Psychotherapie zur reinen Psychotechnik reduziert wird.

Wiederholung von Bindungsrepräsentationen. Klarheit über meine eigene Bindungsrepräsentation bedeutet auch, Hilfestellungen für die Patientin zu geben. Ansonsten besteht die eingangs erwähnte Gefahr der Verstrickung im Übertragungsdschungel. Außerdem sind Übertragungsmechanismen (Schemata) in der Psychotherapie unvermeidbar und für das Gelingen unverzichtbar.

Therapeutische Heilkunst statt Heilkunde – Haltung statt Therapieschule. Anlässlich des Internationalen Kongresses für Humanistische Psychotherapie in Berlin 2017 wurde von den erfahrenen Psychotherapeutinnen und Psychotherapeuten immer wieder der Appell an die „jungen“, gerade in der Ausbildung befindlichen bzw. gerade „fertig“ gewordenen gerichtet, psychotherapeutische Techniken, die schulendeterminiert sind, zwar als Basis zu sehen, aber nicht als alleinig gültiges Instrument der psychotherapeutischen Arbeit. Denn die menschliche Qualität der Therapeutin ist auch nicht durch die beste Technik ersetzbar.

Insgesamt kann eine erfolgreiche therapeutische Beziehung durch folgende Punkte gekennzeichnet sein:

- dialogisch
- Wärme
- authentisches Engagement
- Vertrauen
- empathisches Verstehen und Akzeptanz,
- auf Augenhöhe aufeinander bezogen sein
- im Fokus das Heilgebliebene, nicht das Defizit

FILME IN DER THERAPIE

DER WUNDERBARE GARTEN DER BELLA BROWN
Regisseur: Simon Aboud
Hauptdarsteller: Jessica Brown Findlay, Tom Wilkinson, Andrew Scott, Jeremy Irvine

UK 2016, Spieldauer: ca. 92 Minuten

Inhalt: Bella Brown hat eindeutig zwanghafte Züge. Sie arbeitet in einer Bibliothek. Es wird schnell klar, dass Bücher besonders wichtig für sie sind. Durch einen Zufall lernt sie ihren griesgrämigen Nachbarn, dessen Hausärztin und den Koch kennen. Es ist eine überaus unliebsame Begegnung mit dem älteren Herrn, die letztlich in der Kündigung des Kochs durch ihn und die angedrohte Delogierung von Bella Brown gipfelt. Die Delogierung steht deshalb im Raum, weil die ordnungsliebende Bella Natur und deren natürliches Chaos nicht aushalten kann und deshalb ihren Garten sträflichst vernachlässigt hat. Sie erhält einen Monat zur quasi Wiedergutmachung. Dieser Monat bringt Nähe – Liebe in vielfältiger Form –, Gestaltung und Loslassen mit sich.

Eignung für die Filmtherapie: Feine, leise Zwischentöne, sanfter Humor und das Gefühl, der Seele Nahrung gegeben zu haben, machen diesen Film vielfältig in der Filmtherapie einsetzbar. Es gibt keine Kontraindikationen.

Folgende Themenbereiche ergeben sich aus dem Inhalt:

- Man IST Mensch und HAT (vielleicht) eine psychische Störung
- Liebe in vielfältigster Form
- Begegnung mit der Natur, das „Kleine“ ist schützenswert
- das dialogische Prinzip

– Was ist wirklich wichtig im Leben? Welche Spuren möchte ich einmal hinterlassen?

Der Film eignet sich als Lehrgeschichte, zur Bewusstwerdung und zur Entlastung.

Eignung für welches Setting: Einzel- wie Gruppentherapie, Supervision. Jugendliche, Erwachsene, ältere und alte Menschen.

Eignung für welche Diagnosegruppen: alle

3.2.2 Wechselwirkungen von Spielfilmen auf die Beziehungsgestaltung im Rahmen der Filmtherapie

Unter dem Aspekt, dass die in der Filmtherapie verwendeten Spielfilme in die therapeutische Beziehungsgestaltung hineinwirken, kommen diese Filme quasi auf den „therapeutischen Schneidetisch“. Wenn Sie so wollen, ist ein wenig Wissen über Filmtheorie (z. B. nachzulesen in „Filmanalyse“ von Thomas Kuchenbuch 2005) durchaus auch für filmtherapeutisch Tätige hilfreich. Den Weg vom „psychotherapeutischen Schneidetisch“ über die „Mischung“ bis hin zum tatsächlichen Einsatz von Spielfilmen und deren Wechselwirkungen auf die therapeutische Beziehungsgestaltung können Sie auf den nächsten Seiten verfolgen.

Die **Vorauswahl** – das Ansehen eines Spielfilmes. Manche Spielfilme klingen in der Kurzbeschreibung und/oder Kritik geradezu einladend, für die Filmtherapie geeignet zu sein. Leider halten nicht alle die Versprechen der Marketingexperten. Damit es ein Spielfilm aber dann doch „schafft“, auf die persönliche Filmliste zu kommen, so sollte er nachstehende Aspekte erfüllen.

Reproduzierbare Prozesse

Schauspiel, Regie, Drehbuch, Musik und Inhalt müssen ein Ganzes ergeben, das berührt, unterhält und in der einen oder anderen Weise etwas „mit mir macht“ (s. Kap. 2.2.). Diese Prozesse müssen reproduzierbar sein. Das bedeutet, auch wenn ich mir den Film mehrmals ansehe, muss er Spuren in mir hinterlassen. Spätestens beim zweiten Mal ansehen, läuft quasi ein intrapersonaler Film mit, der einen repräsentativen Querschnitt von aktuellen und gewesenen Patientinnen darstellt. Wenn Sie so wollen, haben viele „Wesenskerne“ von Menschen ihren Platz in meiner Erinnerung eingenommen, da ja das Wesentliche eines

Menschen bleibt, auch wenn dieser gegangen ist. Ich erlebe dies als eine der vielen Bereicherungen, die die Filmtherapie in meinem täglichen Tun darstellt.

Tab. 2: Mögliche Themengebiete für die Filmtherapie

Themengebiet	Filmbeispiel
Kindheit	Die Kinder des Monsieur Mathieu (2004)
Jugend	Ein Tick anders (2011)
Freundschaft/Liebe/Beziehungen	Mein bester Freund (2006)
Elternschaft	Die Töchter des Monsieur Claude (2014)
Arbeitswelt	Die große Verführung (2003)
Schicksal/Leiden/Tod	Ein Schotte macht noch keinen Sommer (2014)
Gesellschaft/Politik	Der letzte Mentsch (2013)
Authentizität/Vorurteile	Willkommen bei den Sch'tis (2008)
Kreativität	Das Quartett (2013)
alt (werden/sein)	Der Duft von Lavendel (2004)
Stellung der Frau	Hidden Figures (2016)

Filmliste

Erfüllt ein Spielfilm Punkt 1, so kann er in die Filmliste aufgenommen werden. Meine persönliche (humanistisch orientierte) Psychotherapeuten – Arbeitsabteilung ist nach Themen eingeteilt (Tab. 2).

Zum Beispiel beinhaltet das Themengebiet Kindheit alles, was Kinder benötigen, um gesund groß zu werden. Aber auch alles, was aufzeigt, was mit einem heranwachsenden Selbst passiert, wenn die Voraussetzungen nicht erfüllt werden. Fragen der Identitätsfindung, des Selbst, Erinnerungen an die Kindheit, usw. spielen hier ebenso hinein. (Neben Spielfilmen für Erwachsene zeige ich auch Zeichentrick- und Kinderfilme.)

Als weiteres Beispiel umschließt das Thema „Arbeitswelt“ mehr als die Erwerbsarbeit, sondern behandelt auch den Verlust von Arbeit und das Gefühl, nichts wert zu sein; aber auch das Bedürfnis, sich für seine Arbeit einzusetzen.

Filmauswahl

Schon bei der Auswahl der Spielfilme im Rahmen der Filmtherapie, und zwar gleichermaßen für den Kontext im Einzel- wie auch im Gruppensetting, leistet die Therapeutin wesentliche Vorarbeiten zur Beziehungsgestaltung. Folgende Fragen sollen die Auswahl begleiten:

- In welchem Prozess sind die Patienten?
- Was könnte der nächste Erkennens-, Verstehens- und/oder Veränderungsschritt sein?
- Welche Erkenntnisse hat man aus dem Übertragungserleben gewonnen?
- Geht es vielleicht um das Angebot einer „guten Mutter" oder eines „guten Vaters"? Oder wäre es hilfreicher, die Rolle der Großeltern mit Hilfe von Filminhalten zu spiegeln?

Die Therapeutin stimmt sich bereits vor der eigentlichen Therapiesitzung auf das oder die Gegenüber auch beziehungsmäßig ein. Mit diesem filmtherapeutischen Einstimmen eröffnen sich neue Dimensionen, die Angst, Prozesse vorwegzunehmen ist unbegründet, da eine der Wirkweisen von Spielfilmen gerade darin besteht, im Hier und Jetzt zu sein. Der Vorauswahl liegt gleichermaßen (m)eine Selbsterkenntnis wie auch eine intentionale Handlung zugrunde – quasi ein Einstimmen auf meinen Wesenskern und auf jene der Patientinnen. Die Wirkweisen von Spielfilmen stellen eine eindeutig reichhaltigere Vorbereitung auf therapeutische Prozesse dar als andere Interventionen. Und doch lassen sie genug Spielraum für Spontanität und Überraschung.

Als filmtherapeutisch tätige Psychotherapeutin zeige ich auch Teile meiner eigenen Person in der Auswahl des Spielfilms: beispielsweise jene der gesellschaftspolitischen (z.B. „**Das Narrenschiff**" (1965), „**Wer die Nachtigall stört**" (1960), „**Der letzte Mentsch**" (2013)), der weiblichen (z.B. „**Mahana**" (2016), „**Hidden Figures**" (2016), „**Frida**" (2002)) oder der humorvollen („**Pappa ante portas**" (1991)) Person. Dieses Sich-als-Mensch-zeigen, drückt sich auch in der Gestaltung der Filmtherapie aus.

Präsentation des Spielfilms im Rahmen der Filmtherapie

Ich persönlich bin zumindest im Gruppensetting dazu übergegangen, beim Ansehen des Spielfilms anwesend zu sein. Vorweggenommen und die therapeutische Beziehung fokussierend, bietet das gemeinsame Ansehen eines Spielfilms einen wesentlichen Vorteil: Sie als Therapeutin oder Therapeut sind Teil des Prozesses. Sie erleben direkt die „losgelöste Präsenz" (Buber 1988, 82): Sie sind gleichzeitig an zwei Orten: bei sich und bei der Patientin. Sie schwingen gleichermaßen als Zuseher/Zuseherin wie auch als Therapeutin oder Therapeut mit, wohingegen die Patientin „nur“ bei sich ist. Wir Therapeutinnen und Therapeuten können das „Du“, das ist und das sein könnte, erahnen, vielleicht auch schon erspüren und können dies in die psychotherapeutische Arbeit miteinfließen lassen. Alle, die filmtherapeutisch arbeiten, werden mit mir einer Meinung sein: Die Minuten, wenn der Film zu Ende ist und der Abspann läuft (Sie sollten sich diese Zeit unbedingt nehmen!), sind ganz besondere: Es herrscht ein Klima, das die Vielgestaltigkeit des Menschseins beinahe greifbar macht. Nach manchen Filmen ist es diese „Ergriffenheit“, die einen Türöffner zu einer neuen/veränderten/verbesserten therapeutischen Beziehung darstellen kann.

Es gibt Spielfilme, die uns auch nach oftmaligem Ansehen sehr berühren. Mir persönlich geht es so beim Film **„Die Glenn Miller Story“** (1954), der sich auch in meiner Filmtherapie-Abteilung befindet. Dieser Film erinnert mich an meinen verstorbenen Vater, mit dem ich die Liebe zum Swing gemeinsam hatte. Daher berührt er mich immer wieder aufs Neue.

Das Zeigen von eigener Berührtheit erachte ich nicht als Infragestellen der therapeutischen Distanz. Im Gegenteil, im Sinne eines authentisch Seins kann es das Ansehen der Professionalität stärken, vorausgesetzt, die Berührtheit bleibt im Rahmen.

Yalom (2007) nannte die Fähigkeit der therapeutisch Tätigen, sich als Mensch zu zeigen, als eine der wesentlichsten Grundlagen für das Gelingen einer therapeutischen Beziehung.

BEISPIEL

Patienten im Therapieprozess

Eine 35-jährige Patientin, ich nenne sie Frau S., leidet seit ihrer Jugend an einer bulimischen Ess-Störung. Die biographische Anamnese ergab unter anderem eine unsicher-vermeidende Bindungsrepräsentation sowie eine Parentifizierungsstörung. Als Ziel des stationären Aufenthaltes hatte Frau S. unter anderem natürlich die Beendigung der Bulimie genannt, was sich aber im Laufe des Aufenthaltes als momentan unerreichbar darstellte. Die Beziehungsgestaltung zu mir spiegelte die Bindungsprägung: Meine vorsichtigen Angebote zu einer sicheren Bindungserfahrung wurden zwar freundlich zur Kenntnis genommen, aber ebenso freundlich abgelehnt. Leider gab es nach der Auskunft der Patientin auch im erweiterten Familiensystem niemanden, der eine sichere Bindungserfahrung hätte erlebbar werden lassen können. So blieb das „innere Kind“ dieser Patientin weiterhin unversorgt und in Not. Die Erwachsene konnte und wollte dies nicht sehen, was letztlich die Bulimie unveränderbar machte.

Schon während des Ansehens des Spielfilms „Der letzte Mentsch“ *(2013)* nahm ich die Berührung und Ergriffenheit dieser Patientin wahr. An der Stelle des Films, in dem die junge Protagonistin Gül gefragt wird, ob sie denn die Tochter von Marcus sei, um den es in diesem Film geht (und der kurz vorher verstorben war), woraufhin sie antwortet: „Leider nein. Aber ich wäre es gerne gewesen“, brach aus der Patientin ein „Ja!“, gefolgt von heftigem Schluchzen heraus. Sie verließ den Gruppenraum, ich folgte ihr. Sie stand heftig weinend am Gang. Ohne Worte stand ich neben ihr und ich bemerkte, wie ihr Körper eine mir immer stärker werdende Zugewandtheit vollzog. Letztlich lehnte sie sich an mich, ich bot ihr meine ausgestreckte Hand an, in die sie die ihre legte, und sie ließ es zu, dass ich sie sanft streichelte. Es war das erste Mal in ihrem Leben, dass sie menschliche Nähe, Zugewandtheit und Trost außerhalb der Liebesbeziehung erlebte, wie sie in der Nachbesprechung erzählte.

Es sei kurz erwähnt, dass sich die therapeutische Beziehung deutlich verbesserte. In der Reflexion erwähnte Frau S., dass sie die Aussage Güls im Film mitten ins Herz getroffen hatte und sie ihre Sehnsucht danach, angenommen zu werden bzw. die Tochter einer guten Mutter zu sein, überschwemmte. In der Auseinandersetzung mit der Trauer, dass die eigene Mutter diese Rolle nicht eingenommen hatte, und dem Zulassen einer sicheren therapeutischen Bindungserfahrung, war im weiteren Verlauf des Prozesses eine neue Begegnung mit der realen Mutter auf einer ganz anderen, funktionalen Ebene möglich.

Reflexion

Als wesentliche therapeutische Intervention im Rahmen der Filmtherapie gilt die Arbeit im Rahmen der Reflexion, wiederum sowohl im Einzel- wie auch im Gruppensetting. Die gemeinsame Bewältigung der Gruppenaufgabe, sich mit dem vorher gezeigten Film auseinanderzusetzen, stärkt zum einen den Zusammenhalt innerhalb der Gruppe. Zum anderen wird durch die Filmtherapie erfahrbar, dass die Vielgestaltigkeit (das individuelle Erleben von Filminhalten im Speziellen und von Gefühlen im Allgemeinen) von Erinnerungen und Zugängen als Zeichen von Einzigartigkeit wertvoll ist und keine Bedrohung (wie sie oft von Patienten aufgrund deren biographischer Erfahrungen empfunden wird) darstellt. Viele Patientinnen erleben dadurch, dass die Qualität einer Beziehung unabhängig von unterschiedlichen Einstellungen und Wahrnehmungen sein kann. In einer filmtherapeutisch orientierten Gruppentherapie laufen Beziehungen auf zwei Ebenen ab:

- auf der Prozessebene – Welche Beziehungen finden wann durch wen wie statt?
- auf der inhaltlichen Ebene – der Spielfilm als Rahmen für inhaltliche Auseinandersetzung (z. B. mit existentiellen Themen)

Es empfiehlt sich als filmtherapeutisch tätige Psychotherapeutin, die Metakommunikation als zusätzliche Kommunikationsebene einzubringen. Damit kann die Vielgestaltigkeit der Beziehungen (Gemeinsames wie Trennendes) zwischen den Gruppenmitgliedern aufgezeigt werden. Meine Erfahrungen zeigen, dass Spielfilme direkte Auswirkungen auf gruppendynamische Prozesse haben können. Entweder bringen sie die Notwendigkeit der Konfliktklärung an die Oberfläche oder sie können Spannungen zwischen den Gruppenmitgliedern beruhigen. In jedem Fall laden sie dazu ein, sich mit den jeweiligen Beziehungs- und Bezugsebenen auseinanderzusetzen. „**Willkommen bei den Sch'tis**" (2008) ist z. B. ein Film, der eint und aufgeheizte gruppendynamische Prozesse kalmieren kann.

Die Aufgabe von Psychotherapeutinnen, die Filmtherapie in ihr Behandlungsrepertoire aufgenommen haben, ist es, den Reflexionsprozess zu moderieren und zu gestalten. Im Rahmen der Beziehungsgestaltung empfehle ich, die private Haltung und Erfahrung zum gezeigten Spielfilm einzubringen. Damit ist die Psychotherapeutin gleichermaßen Mitmensch wie auch Vorbild wie auch Ermutigende, um sich in einer Gruppe als Person, z. B. in der Verletzlichkeit, zu zeigen. Natürlich gibt es noch eine Vielzahl therapeutischer Interventionen, die dies vollbringen können. Das Spezielle der Filmtherapie in diesem Punkt ist jedoch, dass man die Beziehungsangebote auch mit und über einen Spielfilm anreichert.

FILME IN DER THERAPIE

DER LETZTE MENTSCH
Regisseur: Pierre-Henry Salfati
Hauptdarsteller: Mario Adorf, Katharina Derr, Hannelore Elsner u. a.

Deutschland 2013, Spieldauer: ca.89 Minuten

Inhalt: Marcus Schwartz ist alt. Er hat zwei KZ überlebt, einen anderen Namen angenommen und lebt in Köln. Er hat nur noch den Wunsch, sich endlich zu seiner tatsächlichen Identität als Jude mit dem Namen Menachem Teitelbaum zu bekennen. Weil er sein Ende nahen spürt, will er auf einem jüdischen Friedhof beerdigt werden, was ihm aber mangels Identitätsnachweis von der jüdischen Gemeinde versagt wird. Er lernt Gül, eine Deutschtürkin, kennen, die ihn auf seiner Spurensuche begleitet. Menachem hat nie über seine Erfahrungen während der NS-Zeit gesprochen. Dann treffen die beiden eine alte Jüdin, ebenfalls KZ-Überlebende, die ihn dazu ermutigt, Zeugnis seines Lebens vor der Kamera abzulegen. Auch dieser Film endet nicht mit einem klassischen Happy End, aber doch mit einem sehr berührenden, zu Herzen gehenden Abschluss.

Eignung für die Filmtherapie: Als Beitrag zur Erinnerungskultur ist der Film ebenso geeignet wie zur Auseinandersetzung mit existentiellen Fragen – ein ruhiger, sehr in die Tiefe führender Film

Folgende Themenbereiche ergeben sich aus dem Filminhalt:

- Identität, Spurensuche – Wer bin ich?
- wie Leben gelingen kann
- Freundschaft zwischen Generationen
- Liebe, Sehnsucht
- (würdevolles) Sterben, (Frei-)Tod
- Spuren, die bleiben

Der Film eignet sich als Lehrgeschichte, zur Bewusstwerdung und (mit intensiver Nacharbeit) zur Entlastung.

Eignung für welches Setting: Einzel- wie Gruppentherapie, Erwachsene und ältere Jugendliche, Supervision

Eignung für welche Diagnosegruppen: alle

3.3 Voraussetzungen für die Arbeit mit Spielfilmen in der Therapie

Unter diesem Kapitel möchte ich das Vorangeschriebene zusammenfassen und um persönliche Erfahrungen ergänzen.

Vieles, was wir am Beginn unseres Psychotherapeuten-Daseins lernen und noch mehr, was wir im Laufe unserer Tätigkeit an Fort- und Weiterbildungen ansammeln, ist Teil unserer individuellen psychotherapeutischen Identität. Die Einzigartigkeit und Vielfalt menschlichen Seins lässt uns ein Leben lang lernen, staunen und erfahren. Wie wohl kaum ein anderer Berufsstand kann die Klinische Psychologie und die Psychotherapie auch als „Lebenswissenschaft“ verstanden werden. Lebenserfahrung und eine Idee davon, wie Leben gelingen kann, stehen in keinem Lehrbuch, finden sich in keinem wissenschaftlichen Vortrag, vermitteln uns aber vielmehr einerseits unsere individuellen Erfahrungen und andererseits die Patienten, mit denen wir arbeiten. Deshalb erlaube ich mir, zu behaupten, dass auch die Filmtherapie eine Interventionsform ist, die neben fachlich fundiertem Psychotherapiewissen sehr viel an Lebenserfahrung und auch an praktischer Psychotherapieerfahrung bedarf.

Da Menschen individuell sind, und eben auch individuell auf Spielfilme reagieren, ist man nie vor Überraschungen geschützt. Ich habe in meiner langjährigen filmtherapeutischen Arbeit keine zwei Gruppen erlebt, die sehr ähnlich auf ein und denselben Film reagiert haben. Genau das macht aber auch die therapeutische Freude an dieser Intervention aus. Es erfordert aber, wie gesagt, den Einsatz, jederzeit auf Lebens- und Lernerfahrungen zurückgreifen zu können.

Wulff (2005) betont, dass das implizite Ziel des Mainstream-Kinos die Herstellung von Konsens sei, um die Zuschauenden zu befriedigen und zu binden. Die meisten Filme haben moralische Aussagen und Schlussfolgerungen, die aber, so Wulff weiter, nicht feststehend sind, sondern mit den Urteilen der Zuschauenden verbunden sind:

> *„Gerade in der inneren Modellierung und Ausgestaltung der moralischen Aspekte und Implikationen der Geschichte ist der Zuschauer auf sich selbst verwiesen“ (Wulff 2005, 392).*

Ich finde gerade Filme besonders ansprechend, die die Moral nicht „vor sich hertragen“, sondern die manchmal auch das moralische Urteil der Zusehenden verunsichern. Beispiele dafür sind **„Die Kinder des Monsieur Mathieu“** (2004) oder auch **„Die große Verführung“** (2003).

Will man gruppentherapeutisch mit Filmtherapie arbeiten, so setzt dies ein langjähriges und umfangreiches Wissen über gruppendynamische Prozesse ebenso voraus wie auch die Freude daran, mit Gruppen zu arbeiten, erst recht mit Patientengruppen.

Die Faszination am Medium Film sollte nicht bei der Auswahl und beim Ansehen enden. Ich hoffe, dass Sie dieses Buch dazu ermuntert, sich noch mehr und ausführlicher in Filmtheorie, Filmanalyse und Filmgestaltung einzulesen. Im Kapitel 6 gebe ich ergänzend dazu einen Ausblick auf die Möglichkeit, Filme mit Patienten zu drehen, zu schneiden und zu gestalten.

Eine weitere Voraussetzung betrifft ein Gut, das immer weniger zur Verfügung steht: Zeit. Sie werden viel (Frei-)Zeit benötigen, um sich einen Film, der seinen Platz in der Filmtherapie finden könnte, umfassend zu nähern. Schon das Sichten des filmischen Angebotes ist zeitaufwändig und auch mühsam. Wahrscheinlich wird es Ihnen so wie mir gehen: Sie werden neben einer wachsenden Anzahl von „guten" Filmen auch eine erhebliche Anzahl an „nicht geeigneten" Filmen sammeln. Ich verkaufe diese Filme nicht wieder und manchmal bekommt ein Film, der in diese Kategorie gewandert ist, doch noch seine Chance.

Damit sind wir auch schon bei einer weiteren Voraussetzung: der des finanziellen Aufwandes. Als ich seinerzeit mit der Filmtherapie im stationären Setting begonnen habe, habe ich mir noch erlaubt, den Kauf von damals fünf Spielfilmen bei der kaufmännischen Leiterin zu beantragen. Fünf waren dann auch gleich zu viel, zwei sind bewilligt worden. Sehr rasch habe ich deshalb begonnen, DVDs privat zu kaufen, um eine Freiheit bei der Auswahl zu haben. Das hat zudem den Vorteil, dass Sie die Spielfilme auch in Ihrer Privatpraxis verwenden können.

Viel Zeit benötigen Sie auch bei der Auswahl, welcher Film am ehesten die Patientenprozesse widerspiegelt bzw. anregen kann. Je mehr Filme Sie zu einem Thema haben, umso mühsamer wird die Auswahl. Hilfreich ist in jedem Fall, wenn Sie jene Patientinnen, die am filmtherapeutischen Prozess teilnehmen sollen, vor Ihrem geistigen Auge vorbeiziehen lassen. Da es unmöglich ist, einen Film zu zeigen, mit dem alle Zusehenden etwas „anfangen" können, lassen Sie gerne Ihre Intuition mit entscheiden. Sie können zudem davon ausgehen, dass Filme, die dem einen oder anderen „gar nichts sagen" oder diese Person „sogar langweilen", eine besonders intensive therapeutische Arbeit mit diesem Patienten nach sich ziehen.

Ich habe nur ganz zu Beginn meiner filmtherapeutischen Tätigkeit ohne schriftliches Handout für den gruppentherapeutischen Prozess gearbeitet und sehr schnell gemerkt, wie flüchtig doch für manche Zusehende der Film gewesen ist. Je nachdem, mit welchen Zusehenden ich arbeite, bereite ich meine individuellen „Erinnerungshilfen" vor. Beispiele dafür finden Sie im Kapitel 4. Wenn Sie Filmtherapie im stationären Kontext einsetzen wollen und Teil eines Teams sind, so empfiehlt es sich, alle Teammitglieder vor der jeweiligen Filmtherapie über den Inhalt des Films zu informieren.

Wenn im Rahmen Ihrer Filmtherapie z.B. auch Patientinnen teilnehmen, die dem engeren Team unbekannt sind (je nachdem, ob ihre Institution störungsspezifisch oder störungsübergreifend arbeitet), so sollten alle mit diesen Patientinnen beteiligten Kollegen ebenfalls vor dem Einsatz der Filmtherapie darüber informiert werden. Diese Informationsweitergabe setzt sich auch in der Dokumentation nach der Filmtherapie fort. Bitte beziehen Sie die Filmtherapie in Ihrer gewohnten Dokumentationsweise mit ein.

4 Praktische Anwendungsbeispiele der Filmtherapie

Das nachfolgende Kapitel gibt einen Einblick in meine praktische Arbeit, sowohl im stationären wie auch im ambulanten Setting. Das stationäre Setting bezieht sich auf Patienten einer psychosozialen Reha-Klinik (Kap. 4.1.2) wie auch auf solche einer Psychosomatischen Klinik. Die Patientinnen werden störungsspezifisch in sogenannten Kompetenzbereichen behandelt. Ich koordiniere den Kompetenzbereich Ess-Störungen, bin für das dort angebotene Konzept verantwortlich und arbeite psychotherapeutisch mit Patienten mit allen Formen von Ess-Störungen (Anorexie, Bulimie, Adipositas) und den jeweiligen Komorbiditäten. In der Vergangenheit war ich auch als Koordinatorin für den Kompetenzbereich „Erschöpfungsdepression und Burnout“ sowie „Traumafolgestörungen“ verantwortlich.

An den Beginn des nachfolgenden Überblicks stelle ich jeweils eine Filmbesprechung. Der Überblick gibt dann Auskunft, wie Patientinnen mit unterschiedlichen Störungsbildern auf die Filme reagierten.

4.1 Einsatz der Filmtherapie im stationären Setting als Gruppentherapie – Psychosomatische Patienten

Im seinerzeitigen Kompetenzbereich „Erschöpfungsdepression und Burnout“ war das Angebot der Filmtherapie für zehn Patientinnen, die stationär behandelt worden waren, verpflichtend.

Im Kompetenzbereich „Traumafolgestörungen“ war das filmtherapeutische Angebot fakultativ und erfolgte auf Zuweisung. Zwanzig Patienten waren auf der Traumastation, es konnten aber nur zehn Patienten die Filmtherapie besuchen.

Nach einem Primariatswechsel und einer Neustrukturierung der Psychosomatischen Klinik werden nunmehr im Kompetenzbereich Ess-Störungen zwanzig Patientinnen behandelt, zehn davon leiden an einer Anorexie oder Bulimie (Klinikintern als E1 bezeichnet) und zehn an den vielfältigsten Formen einer Binge Eating Disorder (E2). Für alle zwanzig Patientinnen ist die Filmtherapie ein verpflichtendes Angebot.

Ein Wort noch zu den Komorbiditäten im Bereich Ess-Störungen: Ca. 60–70% der Patientinnen leiden komorbid an einer Traumafolgestörung, davon ebenfalls beinahe 80% an einer frühen Form der Traumatisierung (DESNOS). Die restlichen Prozente an Komorbiditäten verteilen sich auf Depressionen sowie Angst- und Zwangserkrankungen. Von den E2-Patienten haben rund 40% zusätzlich eine Nikotinabhängigkeit, von den E1-Patienten rund 50%. Während im seinerzeitigen Kompetenzbereich „Burnout" in etwa gleich viele Männer wie Frauen behandelt wurden, waren im Bereich der Traumafolgestörungen rund 80% Frauen. Die Geschlechterverteilung im Bereich der Ess-Störungen beträgt 70% weiblich und 30% männlich bei adipösen Patienten, sowie 90% weiblich bei anorektischen bzw. bulimischen Patienten. Ich habe in den seltenen Fällen, in denen die Patientengruppe nur aus Frauen zusammengesetzt war, auch schon einmal „geschlechtsspezifische Themen" aufgegriffen und dann z.B. „**Frida**" (2002) ausführlich auf das Thema „Frau sein" hin behandelt.

4.1.1 Patienten mit Burnout, Traumafolgestörung oder Ess-Störung

FILME IN DER THERAPIE

DIE GROẞE VERFÜHRUNG

Regisseur: Jean-Francois Pouliot
Hauptdarsteller: Raymond Bouchard, Benoit Brière, Pierre Colin u.a.

Frankreich, Kanada 2003, Spieldauer ca. 104 Minuten

Inhalt: Im kleinen Insel-Dorf Sainte-Marie-La-Mauderne sind die Bewohner des ehemaligen Fischerdorfes der Sinnlosigkeit ausgeliefert: das Meer leer gefischt, weit und breit keine Arbeitsmöglichkeit. Es sei denn, ein Arzt lässt sich auf der Insel nieder und es wird eine Fabrik gebaut. Germain, der sich als Ersatz-Bürgermeister sieht, heckt einen Plan aus, der eigentlich nicht schief gehen kann, zumal ihm das Schicksal scheinbar in die Hände spielt. Als tatsächlich ein Arzt auf die Insel verpflichtet wird, gilt es, diesen um jeden Preis zu halten. Die Ideen dafür sind mannigfaltig. Es gelingt sogar, den Konzernchef, der eine Fabrik bauen würde, dazu zu überreden. Das Ende ist überraschend, aber „happy".

Eignung für die Filmtherapie: Für alle Themenbereiche, die mit dem Sinn der Arbeit zu tun haben, ist der Film sehr gut geeignet; ebenso für die Auseinandersetzung mit menschlichen Werten, Solidarität und Mitmenschlichkeit.

Folgende Themenbereiche ergeben sich aus dem Filminhalt:

- vom Sinn der Arbeit
- Wahrheit – Notlüge – Lüge
- sinnvolle Freizeit
- Solidarität
- was bewegt werden kann, wenn alle an ein gemeinsames Ziel glauben

Der Film eignet sich als Lehrgeschichte, zur Bewusstwerdung und zur Entlastung.

Eignung für welches Setting: Einzel- und Gruppentherapie, Supervision, Coaching

Eignung für welche Diagnosegruppen: alle

Reflexion und Feedback von Patientinnen mit Erschöpfungsdepression:

- In den gruppentherapeutischen Auseinandersetzungen wurde vieles über persönliche Erfahrungen mit der – meist verloren gegangenen - Arbeit erzählt. Der hohe Stellenwert der Erwerbsarbeit (logotherapeutisch würde man von einem pyramidalen Wertegefüge sprechen) sowie das Gefühl der Wertlosigkeit durch das „Nicht-mehr-Können" waren in diesen Gruppen beinahe immer der Grundtenor. Daraus ergaben sich interessante Diskussionen, wie denn Arbeit umfassend und, nicht nur auf die Erwerbsarbeit reduziert, verstanden werden kann.
- Das Thema sinnvolle Freizeit, das von mir eingebracht wurde, führte oftmals zu Ratlosigkeit. Freizeit hatten sich diese Patienten schon lange nicht mehr gegönnt. Die sich daraus ergebende Diskussion brachte neue Perspektiven, wie Freizeit sinnvoll erlebt werden kann, z.B. durch ein ehrenamtliches Engagement
- Der Film „**Die große Verführung**" (2003) ist auch sehr humorvoll. Viele Patientinnen mit Erschöpfungsdepressionen konnten nach langer Zeit wieder herzhaft lachen.

Reflexion und Feedback von Patientinnen mit Traumafolgestörungen:

- Auch in dieser Patientengruppe waren viele Teilnehmer schon längere Zeit aus dem Erwerbsarbeitsleben ausgeschieden, weil sie zu krank waren. Zum Teil sehr schmerzliche Erinnerungen wurden durch diesen Film wieder wach. Insgesamt ist stets auf die erhöhte Vulnerabilität dieser Patientengruppe im Rahmen der Filmtherapie zu achten! Erbrachte Arbeitsleistung kann generell als „individuelles Gut" angesehen werden. Frankl sprach im Rahmen der menschlichen Leistungen von den „vollen Scheunen des gewesenen Seins" (Frankl 2005, 123) – eine Metapher, die sehr hilfreich sein kann.
- Patienten mit Traumafolgestörungen fehlt oft die entspannende Erfahrung von Freizeit. Anregungen dafür gibt es im Film. Daran lässt sich gut anknüpfen und neue Perspektiven lassen sich entwickeln. Das gilt – vorweggenommen – für alle Patientengruppen.
- „Die große Verführung" (2003) stellt auch für Traumapatientinnen eine Entlastung dar – Lachen als heilsame Kraft!

Reflexion und Feedback für Patientinnen mit Ess-Störungen:

- Je mehr Komorbiditäten, desto geringer ist die Wahrscheinlichkeit, dass diese Patientengruppe noch im aktiven Arbeitsprozess ist. Adipöse Menschen finden kaum Arbeit, da viele Arbeitgeber kommende Krankenstände fürchten. Anorektische Patienten hingegen stehen oft noch am Beginn einer Berufswahl, schwanken zwischen Studium und Erwerbsarbeiten oder haben gute Berufsausbildungen und sind dennoch nicht in der Lage, in den Arbeitsprozess einzusteigen. Bulimische Patientinnen hingegen arbeiten oftmals und können die Störung auch im Arbeitsprozess verheimlichen. Es ergibt sich eine interessante Mischung in der Auseinandersetzung mit dem Themenbereich „Arbeit".
- Während anorektische Patienten kaum Freizeit kennen, da sie diese mit einem hohen Maß an Bewegung verbringen, haben adipöse Patientinnen viel zu viel davon, vor allem von sinnwidriger Freizeit. Langeweile ist ein großer Versucher, um zum Kühlschrank zu gehen. Bulimische Patienten hingegen können Freizeit durchaus genießen, sie bringen oftmals gute Anregungen in die gruppentherapeutischen Themen ein, auch nach der Filmtherapie.
- Bei dieser Patientengruppe gilt auch, was schon bei den anderen als hilfreich im Rahmen von „Die große Verführung" (2003) empfunden wurde: Lachen tut gut.

Auch der folgende Film ist für Patientinnen mit Erschöpfungsdepressionen, Traumafolgestörungen sowie Ess-Störungen geeignet.

FILME IN DER THERAPIE

HIDDEN FIGURES – UNERKANNTE HELDINNEN
Regisseur: Theodore Melfi
Hauptdarsteller: Taraji P. Henson, Octavia Spencer, Janelle Monáe, Kevin Costner u.a.

USA 2016, Spieldauer ca. 122 Minuten

Inhalt: Amerika zu Beginn der 1960er Jahre: Drei Frauen arbeiten bei der NASA, es sind hochintelligente Expertinnen, die aber – es herrscht zu dieser Zeit die Rassentrennung – nicht nur mit ihrer Rassenzugehörigkeit, sondern auch mit der Tatsache, dass sie Frauen sind, zu kämpfen haben. Der Film beruht auf Tatsachen, denn letztlich haben Dorothy Vaughan, Katherine Johnson und Mary Jackson Raumfahrtsgeschichte geschrieben.

Eignung für die Filmtherapie: Ein Film, der in jeder Hinsicht ein filmisches Meisterwerk ist und deshalb ausreichend Themen für die Auseinandersetzung bietet; vom Casting angefangen bis hin zur Kamera- und Schnittarbeit. Ein Film, der nicht nur Frauen Mut macht, den individuellen Weg zu gehen.

Folgende Themenbereiche ergeben sich aus dem Filminhalt:

- der Wert der Arbeit
- Rassentrennung, Frau sein, Ausgrenzungen, Vorurteile
- Frauen in technischen Berufen
- Freundschaft, Kollegialität und Liebe
- über den Rand hinausschauen
- vom Wert der Bildung und Fortbildung
- der Wert „Familie“
- Selbstwert, Anerkennung, Selbstbewusstsein
- Spuren hinterlassen

Der Film eignet sich als Lehrgeschichte, zur Bewusstwerdung und zur Entlastung.

Eignung für welches Setting: Einzel- wie Gruppentherapie, Supervision, Coaching

Eignung für welche Diagnosegruppen: alle

BEISPIEL

Patienten im Therapieprozess

Frau M. ist 44 Jahre alt, alleinerziehende Mutter einer 16-jährigen Tochter und war bisher im sozialen Bereich tätig. Sie hatte Matura und davor in einem kaufmännischen Bereich gearbeitet. Als Therapieziel hatte sie genannt, dass sie wieder Sinn in ihrem Leben finden wollte.

Diagnostisch war eine mittelgradige Depression sowie eine Adipositas Grad II festgestellt worden. Der nachfolgende Dialog hat sich etwa in der Mitte unserer, mittlerweile abgeschlossenen, Zusammenarbeit ergeben, nachdem in der Filmtherapie „Hidden Figures“ (2016) gezeigt worden war.

Frau M.: „Der Film hat mir wahnsinnig gut gefallen. Ganz nebenbei: Da spielen ja auch zwei Schauspielerinnen mit, die einiges um die Hüften haben (lacht). Aber nicht nur deshalb finde ich den Film großartig. Wie diese Frauen Karriere und Familie unter einen Hut bringen ... faszinierend. Und diese typischen Vorurteile uns Frauen gegenüber. Da hat sich ja noch nicht wirklich viel verändert.“

[...] Wir sprechen im Folgenden über Details des Films, über die Machart, die Kameraführung etc.

Frau M.: „Die Farben haben mich auch fasziniert. Irgendwie waren die so warm. Das hat auch eine ganz gute Stimmung gemacht. Ich habe meiner Tochter von diesem Film erzählt, sie hat ihn sich ausgeborgt und war auch ganz begeistert. Sie möchte jetzt unbedingt Mathematik studieren (lacht). Naja, da kommt sie gar nicht nach der Mama“ (lacht laut).

Therapeutin: „Sie meinen wegen Ihrer Rechenschwäche?“

Frau M.: „Ganz genau. Da bin ich halt zu blöd dafür.“

Therapeutin: „Was gibt es denn für einen Grund, sich so abzuwerten, Frau M.? Ich finde, die Frauenfiguren im Film leben ihre Wertigkeit ja. Sie lassen sich selbst von Abwertungen und Abgrenzungen nicht von ihrem Selbstwert abbringen. Wie sehen Sie das?“

Frau M.: „Ja, ganz bestimmt. Unglaublich, wie die Dorothy sich da ganz alleine diese Computersprache beigebracht hat. Von diesem Selbstwert könnt ich mir ein Stückerl abschneiden.“

Wir arbeiten im Weiteren genau an diesem Thema. Frau M. bekommt als Hausaufgabe, sich den Film hinsichtlich des Ausdruckes von Selbstwert nochmals anzusehen. Ich borge ihr dafür die DVD, damit sie diese während des Wochenendausganges nochmals ansehen kann. In der nächsten Therapieeinheit überrascht sie mich mit folgender Aussage:

Frau M.: „Ich hab beschlossen, mich für die Ausbildung zur Waldpädagogin anzumelden. Dort nimmt man auch stärkere Frauen (zeigt auf ihren Bauch). Ich werde aber ohnehin erst im Herbst einsteigen können, also kann ich auch noch an meinem Gewicht arbeiten."

Therapeutin: „Das sind ja tolle Neuigkeiten. Was hat denn dazu geführt, sich für diese Ausbildung zu interessieren?"

Frau M.: „Ich habe mir den Film nochmals angesehen. Dann hab ich mich hingesetzt und aufgeschrieben, was ich alles wirklich gut kann. Da ist doch ziemlich viel zusammen gekommen, Sie wären stolz auf mich. Dann hab ich mich an meine Träume erinnert. Ich wollte immer etwas mit Natur und mit Kindern machen. Ich kenne mich ziemlich gut aus mit Pflanzen und Tieren. Und dann hab ich das Internet durchstöbert und bin auf diese Ausbildung gekommen. Ich habe mir die Finanzierung überlegt, das haut hin. Dann habe ich dort angerufen und gefragt, welche Voraussetzungen ich benötige und auch gleich gesagt, dass ich Übergewicht habe. Und dann habe ich mich angemeldet. Und ich bin trotz meines Übergewichts auch ziemlich beweglich. Da lass ich Dünnere hinter mir (lacht). Ach ja, Aufnahmeprüfung gibt es auch eine. Aber ich weiß, dieses Mal schaffe ich es."

Anmerkung: Frau M. hatte solche Prüfungsangst, dass sie, gleich einem negativen belief („Das schaffe ich eh nicht"), entweder immer wieder bei Aufnahmeprüfungen durchgefallen oder erst gar nicht hingegangen ist. Nach ihrem stationären Aufenthalt hat sie nicht nur diese Aufnahmeprüfung bestanden, vielmehr besucht sie mittlerweile den Waldpädagogiklehrgang und hat jede Menge Freude daran.

Im Weiteren stelle ich Ihnen einen Film vor, der vom „Anders-sein" handelt. So wie auch in „**Vincent Will Meer**" (2010) beschäftigt sich „**Ein Tick anders**" (2011) mit dem Tourette-Syndrom, ist vielleicht ein wenig praxisnäher als „**Vincent Will Meer**" und hat doch auch mit einem überraschenden Ende aufzuwarten.

EIN TICK ANDERS

Regisseur: Andi Rogenhagen

Hauptdarsteller: Jasna Fritzi Bauer, Waldemar Kobus, Victoria Trautmannsdorff u.a.

Deutschland 2011, Spieldauer ca. 85 Minuten

Inhalt: Die 17-jährige Eva leidet unter dem Tourette-Syndrom. Ihre Familie kann gut damit umgehen, allerdings sucht ihre Mutter jede erdenkliche „Therapie", um ihre Tochter doch noch heilen zu können. Evas Vater, ein Autoverkäufer, verliert seinen Job. Er tut allerdings eine Zeitlang so, als ob er noch berufstätig wäre, bis ihn Eva auf einer ihrer Fahrten durch den Wald entdeckt. Gemeinsam mit ihrer Oma startet sie ein Bewerbungstraining für den Vater. Um zum Lebensunterhalt beitragen zu können, versucht Eva, einen Job zu bekommen und macht dabei nur negative Erfahrungen. Dann gibt es noch einen ausgeflippten Onkel (Bruder des Vaters). Eva und dieser Onkel finden eine Möglichkeit, das Familienbudget aufzubessern, da der Vater nun einen Job bekommen hat, was aber einen Umzug in eine andere Stadt notwendig macht. Und das will Eva, auch wegen ihrer Oma, auf keinen Fall. Das Ende ist eher im Märchenbereich angesiedelt, überhaupt spielt der Film intensiv mit herkömmlichen Vorstellungen von „gut" und „böse".

Eignung für die Filmtherapie: Als Beispiel für den Umgang mit dem Anders-sein, ist dieser Film eine gute Diskussionsgrundlage; allerdings mit einem Augenzwinkern, was ihn umso sympathischer macht. Es lohnt sich, diesen Film vielleicht zweimal dem gleichen Zuseherkreis zu zeigen, da viele Feinheiten erst beim zweiten Ansehen wahrnehmbar sind.

Folgende Themenbereiche ergeben sich aus dem Filminhalt:

- Anders-sein, Umgang mit einer Störung
- Akzeptanz bzw. Nicht-Akzeptanz der Gesellschaft, Vorurteile
- Werte wie Familie, Natur und Umwelt
- Liebe zwischen Großeltern und Enkelkindern
- den Mut haben, zu sich und den Umständen zu stehen
- skurrile Lösungen
- „gut" und „böse"?
- Arbeitsfähigkeit, sinnvolles Dasein

Der Film eignet sich zur Bewusstwerdung und zur Entlastung – aufgrund des „märchenhaften Hintergrundes“ nur bedingt als Lehrgeschichte.

Eignung für welches Setting: Einzel- wie Gruppentherapie, Erwachsene und ältere Jugendliche

Eignung für welche Diagnosegruppen: alle

4.1.2 Patienten in einer psychosozialen Rehabilitation

Es gibt in Österreich spezielle Reha-Einrichtungen für Patienten mit psychischen Störungen. Das Ziel eines Aufenthaltes ist, diese Menschen wieder in einen Arbeitsprozess einzugliedern. Die psychosoziale Reha dauert sechs Wochen und wäre in der Versorgungslandschaft am Ende eines stationären Prozesses anzusiedeln:

- Beginn einer Behandlung im ambulanten Bereich
- eventuelle stationäre Behandlung im Akutbereich
- stationäre Behandlung in einer psychosomatischen Klinik
- psychosoziale Reha.

Einer der ersten Filme, den ich im Rahmen meiner früheren Tätigkeit als Psychotherapeutin in einer psychosozialen Reha-Klinik eingesetzt habe, war „**Die Kinder des Monsieur Mathieu**“ (2004). Filmtherapie war damals ein gruppentherapeutisches Angebot, dem Patientinnen zugewiesen werden konnten. Die Gruppengröße betrug, wie in dieser speziellen Form der Reha üblich, zwölf Teilnehmerinnen. Filmtherapie habe ich damals zur Abendzeit angeboten, einerseits um den Kinoeffekt zu fördern, andererseits weil zur herkömmlichen Therapiezeit kein Platz für eine dreistündige Intervention gewesen wäre.

FILME IN DER THERAPIE

DIE KINDER DES MONSIEUR MATHIEU
Regisseur: Christophe Barratier
Hauptdarsteller: Gérard Jugnot, Francois Berlèand, Jean-Baptiste Maunier u.a.

Frankreich/Schweiz 2004, Spieldauer ca. 93 Minuten

Inhalt: 1949 kommt der arbeitslose Musiker Clément Mathieu als Erzieher in ein Internat für schwer erziehbare Buben. Kurz nach seiner Ankunft macht er schon mit der Haltung des Direktors „Aktion! Reaktion“ und dessen Ungerechtigkeit und Härte unangenehme Bekanntschaft. Die Jungen haben nur eine Person, die es gut mit ihnen meint. Dies ist ein alter Schulwart. Eben der fällt aber einem Jungenstreich zum Opfer und wird am Auge schwer verletzt. Es ist noch üblich, vermeintliche oder tatsächliche Missetäter in den Karzer zu stecken. Mathieu beginnt, seine Klasse für Musik und Gesang zu begeistern. Obwohl er eigentlich nicht mehr komponieren wollte, greift er für „seine Jungen“ wieder zu Stift und Notenpapier. Ein Junge mit einer wunderschönen Stimme sticht hervor. Mathieu erkennt dessen Talent und nebenbei gefällt ihm auch die Mutter dieses Pierre. Ein kleiner Bub, Pépinot, der jedes Wochenende vergeblich auf den Besuch seiner Eltern wartet, obwohl er weiß, dass er Waise ist, wächst Monsieur Mathieu besonders ans Herz. Da die hochtrabenden Pläne des Direktors quasi in Rauch aufgehen, verliert auch Monsieur Mathieu seinen Posten. Seine Schulkinder dürfen sich nicht von ihm verabschieden. Aber dennoch hat der Film ein wohltuendes Ende.

<u>Eignung für die Filmtherapie:</u> Menschen mit Heimerfahrungen und/oder Erfahrungen der „Schwarzen Pädagogik“ können getriggert werden. Deshalb ist eine gute Vorarbeit von Nöten. Die Musik sowie die Herzenswärme der Figur des Monsieur Mathieu wirken heilsam, wodurch viele entwicklungsrelevante Themen behandelt werden können.

<u>Folgende Themenbereiche ergeben sich aus dem Filminhalt:</u>

- Kindheit, Jugend (Was braucht ein Mensch, um gesund groß zu werden?)
- Pädagogik, „Schwarze Pädagogik“, Welche Lehrer sind gut in Erinnerung geblieben?
- Mentorenschaft
- Musik, Schwingungen, sich von Musik tragen lassen
- Talente verwirklichen
- schwierige Kinder und „böse“ Kinder?
- Herzenswärme, -güte, Liebe als Agape
- wahre Anerkennung muss nicht von außen kommen (Selbstliebe)
- sinnvolles Dasein

Der Film eignet sich als Lehrgeschichte zur Bewusstwerdung und zur Entlastung.

<u>Eignung für welches Setting:</u> Einzel- und Gruppentherapie, Supervision und Coaching

<u>Eignung für welche Diagnosegruppen:</u> alle

In der gruppentherapeutischen Auseinandersetzung ist mir die Erzählung eines damaligen Patienten noch in guter Erinnerung. Er war ab dem vierten Lebensjahr in einem katholischen Heim untergebracht. Nach seinen Erzählungen trug die dort gelebte Pädagogik deutliche Zeichen von der Schwarzen Pädagogik. Körperliche wie seelische Misshandlungen und Grausamkeiten fanden zahlreich statt, er selbst war zwar nicht von sexuellen Übergriffen betroffen gewesen, wusste aber, dass auch diese passierten. Der Patient war bis zu seinem 14. Lebensjahr dort untergebracht. Er galt als „schwer erziehbar". Sein Vater war früh verstorben, die Mutter offenbar mit der Erziehung der vier Kinder überfordert. Der Patient erinnerte sich an einen Geographieprofessor, der offenbar große Ähnlichkeiten mit der Figur des Monsieur Mathieu aufwies. Auch er war musikalisch und versuchte, den Schülern Geographie mit Musikstücken beizubringen, passend zur Gegend oder zur Stadt, die gerade unterrichtet wurde. Der Patient hatte seinen Geographieprofessor gänzlich vergessen, jedoch während des Filmansehens waren auch diese Erinnerungen wieder hochgekommen. So erinnerte er sich an die nur spärlich stattfindenden Ausflüge, die der Geographieprofessor mit seiner Klasse unternehmen durfte. „Durfte" deshalb, weil die Erlaubnis vom Direktor abhing. Abschließend möchte ich noch einen Satz dieses Patienten wiedergeben, der mir nachdrücklich in Erinnerung geblieben ist: *„Sie haben mich heute mit diesem Film wieder daran erinnert, was mir dieser Professor gegeben hat: Ich habe Würde. Und niemand konnte und kann mir die wegnehmen."*

4.2 Patienten im ambulanten Setting (Einzelsetting)

4.2.1 Erwachsene

BEISPIEL

Patienten im Therapieprozess

Herr P., 57 Jahre alt, wurde von seinem Bruder in meine ambulante Praxis „geschickt". Er machte sich zunehmend Sorgen um ihn, da Herr P. sehr zurückgezogen lebte. Er arbeitete als „kleiner Angestellter" in einer Versicherung, war sehr genau, beinahe könnte man sagen, etwas pingelig, lebte sehr ordentlich und versorgte auch seinen Haushalt selbst. Er war unverheiratet, hatte kaum Freunde, ein Wellensittich war sein „Vertrauter". Nur sonntags fand sich Herr P. zum Mittagessen bei seinem Bruder und dessen Frau ein. Herr P. hatte noch nie Kontakt mit dem psychosozialen

Bereich. Er erfreute sich bester Gesundheit, weshalb er auch seinen Hausarzt nur zur regelmäßigen Gesundheitsuntersuchung aufsuchte. Herr P. war an einer Psychotherapie sehr interessiert, er war sehr belesen und wünschte sich „existenzanalytische Gespräche“ in unserer gemeinsamen Arbeit. Herr P. kam immer pünktlich, egal, wie die Wetterbedingungen waren, die ja gerade im Winter oft Terminabsagen verursachen. Herr P. war fixer Bestandteil in meiner ambulanten Praxis. Anfangs konnte ich seinen Leidensdruck gar nicht wahrnehmen, die existenzanalytischen Gespräche hatten fast philosophischen Charakter. Eines Tages kam Herr P. in gedrückter Stimmung zum Termin. Sein Vorgesetzter habe ihm zu verstehen gegeben, dass er im Zuge von Rationalisierungsmaßnahmen nicht länger gebraucht werde, man sich aber darum kümmern werde, ihn „krankheitshalber“ in den Vorruhestand zu schicken. Herrn P. war klar, dass er auf dem Land und in seinem Alter kaum Aussicht auf einen neuen Arbeitsplatz haben würde. Das betrübte ihn sehr, zumal er als immer korrekter Mensch „die Gesellschaft nicht betrügen“ wolle, wie er betonte. Der Hausarzt habe ihm den Aufenthalt in einer psychosozialen Reha empfohlen. Herr P. konnte sich zu einer Anmeldung aber noch nicht entschließen. In den bisherigen Therapiesitzungen war auffallend, dass sich Herr P. mit einem Minimum an Mimik präsentierte. Er sprach stets wertschätzend von anderen Menschen, auch noch von seinem Vorgesetzten. Affektgefärbt waren seine Erzählungen, wenn es um seinen Wellensittich ging. Während der therapeutischen Arbeit mit Herrn P. hatte ich den Film „Mr. May und das Flüstern der Ewigkeit“ (2013) kennengelernt und ihn in meine Filmtherapieabteilung aufgenommen. Herr P. war selten Gast eines Kinos, überhaupt zog er Lesen dem Fernsehen oder Kino vor. Als ich ihm den Film als Hausübung nach Hause mitgab, versprach er, seiner Persönlichkeit entsprechend, sich sofort mit diesem Film auseinanderzusetzen.

Herr P. brachte in der nächsten Therapiesitzung den Film zurück und berichtete – sichtlich berührt *und* gerührt –, wie sehr ihm dieser Film gefallen hatte. Ja, er habe tatsächlich einige Ähnlichkeit mit der Figur des Mr. May finden können. Und er habe sich auch bestätigt gefühlt, die Angelegenheiten im Falle seines Todes längst schon bestens geregelt zu haben. Etwas Neues war aber hinzugekommen: Er hat sich bei einem Verein für Wellensittichzüchter angemeldet: In erster Linie, weil dieser fachkundige Betreuungspersonen suchte, die die Vögel, deren Besitzer auf Urlaub oder im Krankenhaus waren, versorgen können. In zweiter Linie, und dies sagte Herr P. mit einem leisen Schmunzeln, weil er vielleicht dort „jemanden kennenlernen könnte“.

FILME IN DER THERAPIE

MR. MAY UND DAS FLÜSTERN DER EWIGKEIT
Regisseur: Uberto Passolini
Hauptdarsteller: Eddie Marsan, Joanne Froggatt, Karen Drury, Andrew Buchan

UK/Italien, 2013, Spieldauer ca. 92 Minuten

Inhalt: Mr. May arbeitet als Angestellter der Stadt London und ist für die Bestattung vereinsamt Verstorbener zuständig. Mr. May legt sehr viel Liebe ins Aussuchen der Trauerrede und in die Musikauswahl für die Bestattung dieser Menschen hinein. Immer ist er der einzige Trauergast. Abends klebt er Fotos in seiner kargen, aber funktionellen Wohnung in ein Album, das an die Verstorbenen erinnert. Fast detektivisch versucht Mr. May nach dem Bekanntwerden eines Todesfalles, doch noch Angehörige zu finden. Für seinen Chef arbeitet Mr. May zu langsam, seine bisherige Arbeitsstelle wird aufgelöst und Mr. May gekündigt. Seinen letzten Fall darf er aber noch abschließen. Wieder macht sich Mr. May akribisch auf die Suche nach Angehörigen und Freunden des verstorbenen William Stoke, genannt Billy. Er wird fündig: Zwei Töchter und eine Enkeltochter findet er ebenso wie Freunde und Kameraden aus dem Falklandkrieg. Mr. May freundet sich mit einer der Töchter an. Erstmals trägt er statt seines schwarzen Anzugs mit weißem Hemd und schwarzer Krawatte einen bunten Pullover. Das Happy End scheint zum Greifen nahe. Dann nimmt der Film aber eine überraschende Wende und endet sehr berührend.

Eignung für die Filmtherapie: Dieser Werk ist ein eher leiser und ruhiger Film. Es gibt keine spektakulären Bilder, auch die Schauspielerinnen sind leise und fein. Gerade deshalb bietet dieser Film eine Fülle an Themen, die sowohl gruppen- wie auch einzeltherapeutisch behandelt werden können.

Folgende Themenbereiche ergeben sich aus dem Filminhalt:

- Sinn des eigenen Lebens
- Arbeitsfähigkeit
- Würde bis zuletzt
- Loslassen, Sterben und Tod
- Liebe
- Spuren hinterlassen
- Wider den sozialen Tod

Der Film eignet sich als Lehrgeschichte, zur Bewusstwerdung und zur Entlastung.

Eignung für welches Setting: Einzel- wie Gruppentherapie, Supervision

Eignung für welche Diagnosegruppen: alle

Anders als in den filmtherapeutischen Gruppentherapien gebe ich im Einzelsetting keine Handouts mit, da der Kontext die Möglichkeit bietet, sich gemeinsam und intensiv an den Filminhalt zu erinnern, um ihn gut bearbeiten zu können.

Noch ein Beispiel aus meiner ambulanten Praxis soll Ihnen veranschaulichen, wie wertvoll Spielfilme für den therapeutischen Prozess sein können.

BEISPIEL

Patienten im Therapieprozess

Frau S., eine 50-jährige erfolgreiche Rechtsanwältin, verheiratet, eine Tochter, die im Ausland studierte, kam nach dem Unfalltod ihrer Mutter in meine ambulante Praxis. Die biographische Anamnese zeigte, dass Frau S. eine „Vater-Tochter" gewesen war, der Vater verstarb früh an Leukämie. Das Verhältnis zu ihrer Mutter sei von jeher eher kühl und distanziert gewesen. Eine herzliche Beziehung hätte Frau S. zur mütterlichen Großmutter gehabt, die hochbetagt im Altersheim lebte. Frau S. war sich nicht sicher, ob sie ihrer Großmutter vom Tod ihrer Tochter erzählen sollte. Sie wollte die angeschlagene Gesundheit der alten Dame nicht aufs Spiel setzen, zumal diese bereits seit vielen Jahren an der Alzheimerkrankheit litt. Der therapeutische Prozess war der Trauerarbeit, dem Erinnern und der Frage gewidmet, wie Frau S. ihre Mutter „in Liebe loslassen" könnte. Frau S. konnte ihrer Mutter nur schlecht verzeihen, dass sie diese nie in den Arm genommen oder getröstet hatte. Alles was zählte, sei Leistung gewesen. Frau S. trauerte sichtlich einer nie erlebten mütterlichen Herzenswärme nach. Der Prozess stockte, drehte sich im Kreis, es schien nicht möglich, dass Frau S. loslassen könnte. Ich gab ihr deshalb den Film „Das Blaue vom Himmel" (2011) als Hausübung mit, allerdings mit der Auflage, sich diesen Film **mehrmals** anzusehen.

Frau S. kam 14 Tage, nachdem ich ihr den Film geborgt hatte, sehr nachdenklich zu unserem nächsten Termin. Sie war gefühlsmäßig hin und her gerissen, schwankte zwischen Rache und Vergeltung der Mutter gegenüber und dem Wunsch, ihr zu verzeihen. Als besonders belastend erlebte Frau S. die Tatsache, dass sie sich nicht von der Mutter verabschieden hatte können. So hatte die Mutter alle möglichen Geheimnisse, die sie zu Lebzeiten angedeutet hatte, mit in den Tod genommen. Frau S. konnte mit niemandem darüber reden, es belastete sie sehr, dass es keine Klarheit mehr geben konnte. Frau S. borgte sich den Film wiederholt aus, er war ihr offenbar ein wichtiger Begleiter in ihrem Verarbeitungsprozess geworden. Immerhin gelang es, sich in einem Ritual, das wir auf Wunsch von Frau S. gemeinsam planten und vollzogen, möglich, dass sie ihre Mutter letztlich „in Liebe loslassen konnte". Die DVD des Films **„Das Blaue vom Himmel"** (2011) hatte sich Frau S. mittlerweile selbst gekauft. Für sie war er „Pflichtlektüre" geworden, wie sie betonte.

FILME IN DER THERAPIE

DAS BLAUE VOM HIMMEL
Regisseur: Hans Steinbichler
Hauptdarsteller: Juliane Köhler, Hannelore Elsner, Karoline Herfurth, David Kross, Matthias Brandt

Deutschland 2011, Spieldauer ca. 99 Minuten

Inhalt: Sofia arbeitet als Fernsehjournalistin, sie lebt mit ihrem Mann in Berlin. Es ist das Jahr 1991. Sie arbeitet gerade an einer Geschichte aus Lettland, der Singenden Revolution. Da erhält sie den Anruf, dass ihre Mutter Marga aus dem Seniorenheim geflüchtet und zurück in das alte Haus nach Wuppertal gefahren ist, sich dort aber so verrückt benommen habe, dass sie in die Psychiatrie eingewiesen worden ist. Zuerst bittet Sofia ihren Mann, doch die Mutter abzuholen, dieser verweigert aber mit dem Hinweis, dass es sich ja um ihre Mutter handle. Sofia holt die Mutter zurück. Es wird klar, dass diese unter Demenz leidet und das Verhältnis zwischen Mutter und Tochter extrem schlecht ist, weil sich Marga mehr als abwertend gegenüber ihrer Tochter verhält. In Rückblenden erfahren die Zuschauenden Biographisches aus dem Leben von Marga und ihrer großen Liebe Juris, der allerdings schon vor der Hochzeit und auch danach eine Geliebte hatte: Ieva. Juris und Ieva waren Letten, Marga hingegen Deutsche. Ein Freund von Juris und Marga, Osvalds, lebt noch. Im weiteren Verlauf entdeckt Sofia ihre wahre Identität, alte Geheimnisse werden aufgedeckt, Schicksalhaftes und Verrat tun sich auf. Das Filmende stellt eine heilsame Perspektive in Aussicht.

Eignung für die Filmtherapie: In jedem Fall sollte diesem Film die Bearbeitung der Themen Bindung und Bindungsrepräsentationen vorausgegangen sein. Zudem sollten sich die Patientinnen gut von ihren Kindheitserlebnissen distanzieren können. Unter diesen Voraussetzungen bietet „Das Blaue vom Himmel“ eine ergiebige Themenvielfalt.

Folgende Themenbereiche ergeben sich aus dem Filminhalt:

- Wer bin ich?
- Verrat, Lüge, Schuld, Verzeihen, Vergeben sowie Möglichkeiten, die Schuld wandeln zu können
- Umgang mit dem Vergessen und Verdrängen, Umgang mit Demenz und Alzheimer
- Spurensuche in der eigenen Biographie
- Freundschaft und Liebe
- das besondere Verhältnis zwischen Müttern und Töchtern
- die Wahrheit ist dem Menschen zumutbar

Der Film eignet sich als Lehrgeschichte und zur Bewusstwerdung.

Eignung für welches Setting: Einzel- wie Gruppentherapie, Supervision

Eignung für welche Diagnosegruppen: nach gründlicher Vorarbeit auch für Traumapatienten geeignet; sonst für alle

4.2.2 Kinder und Jugendliche

Zu meiner Klientel der ambulanten Praxis zählen auch Kinder und Jugendliche, vornehmlich solche mit Ess- und/oder Traumafolgestörungen. Einen Jugendlichen möchte ich Ihnen im Folgenden vorstellen. Dieser detaillierten Fallbeschreibung können Sie noch einmal entnehmen, wie genau Spielfilme im Verlauf einer Psychotherapie eingesetzt werden können.

Kevin war 16 Jahre alt. Seine berufstätige Mutter war Alleinerzieherin, vom „Erzeuger“ wollte Kevin gleich gar nichts wissen. Als ich ihn danach gefragt hatte, war tiefe Verachtung dem Vater gegenüber spürbar. Dieser sei ein „Kanacke“ gewesen. Er verachtete seine Mutter auch deshalb, weil sie sich mit so einem eingelassen habe. Kevin hatte immer schon Schulprobleme gehabt. So hatte er seinen Pflichtschulabschluss vor allem seinem wiederholten Sitzenbleiben zu verdanken. Er war groß gewachsen, kräftig und (und das schien ihm besondere Probleme zu bereiten) eher dunkelhäutig mit südlichem Aussehen. Kevin trug eine rasierte Glatze, kam in Lederklamotten in die Praxis und obwohl unsere erste Begegnung im Frühsommer war, trug er Springerstiefel. Seine Begeisterung, eine Psychotherapie machen zu müssen, hielt sich mehr als in Grenzen. Es war aber eine Auflage seitens des Jugendamtes, da Kevin vor allem durch rechtsradikales Tun aufgefallen war.

Interessanter Weise konnte sich Kevin von Anfang an gut auf den therapeutischen Prozess einlassen. Mit ein Grund mag auch mein damaliger vierbeiniger „Co-Therapeut", Magyar Vizsla-Rüde Conte, gewesen sein. Die Liebe zu den Tieren war unsere erste positive gemeinsame Erfahrung. Wie sich zeigte, war Kevin gut durchschnittlich intelligent, er interessierte sich für Geschichte, allerdings für jene, die „dem Deutschen die Vorherrschaft" zu geben glaubte. Kevin sprach mich auf mein Geschichtsstudium und den Themen meiner wissenschaftlichen Arbeiten an. Langsam und vorsichtig setzten wir uns mit historischen Gegebenheiten ebenso auseinander wie mit Mythen und geschichtsfälschender Literatur. Mir war klar, dass er auf „rechtes Gedankengut" solange nicht verzichten würde, solange er nicht andere, tragfähigere und vor allem humanistische Werte in seinen Einstellungen kannte.

Kevin hatte manchmal eine polternde Art zu sprechen, nie aber war er mir gegenüber abwertend oder respektlos. Zudem hatten wir eine Liste von Wörtern und Ausdrücken erarbeitet, die ich mir in unserer Kommunikation verbeten hatte. Kevin hielt sich immer daran.

Mein Versuch, seine Mutter in den therapeutischen Prozess miteinzubeziehen scheiterte nicht an Kevin, sondern an der ablehnenden Haltung der Mutter. Er hatte jede Menge „Freunde", seinen Erzählungen gemäß dürften einige davon dem „rechten Rand" zuzuordnen gewesen sein. Er hatte damals auch eine Freundin, „blond, blauäugig und devot", wie er sie beschrieb, die er aber gar nicht den psychotherapeutischen Prozess einladen wollte. Denn dass er in Psychotherapie ging, blieb sein Geheimnis.

Im Laufe der Zeit stellte sich heraus, dass er einen älteren Mann, Herrn D., kannte und schätzte. Herr D. war Halbjude, seine Angehörigen waren alle – bis auf seine Mutter – im KZ-Mauthausen umgekommen. Kevin wollte nicht erzählen, warum und wie er diesen Mann kennengelernt hatte: „Ich kenne ihn halt. Mit dem müssen Sie sich zufrieden geben".

Ich erzählte Kevin von der Filmtherapie. Er begeisterte sich sofort dafür, allerdings sagten ihm meine Filmtherapie-Filme gar nichts. Nicht einmal **„Das Dschungelbuch"** (1967) hatte er als Kind zu sehen bekommen. Wir vereinbarten, dass ich ihm einige Filme zur Auswahl vorschlagen würde, aus denen er dann einen Film auswählen konnte, den wir uns gemeinsam in den Therapiesitzungen ansehen wollten. Damit er eine gute Wahl treffen konnte, nahm ich die DVDs mit und erzählte kurz den Filminhalt. Erstaunlicherweise wählte er „**Der letzte Mentsch**" (2013) aus. Zur Auswahl hatten noch gestanden: „**Auf das Leben!**" (2014), „**Ein Leben für ein Leben – Adam Hundesohn**" (2008), „**Im Labyrinth des Schweigens**" (2014) und „**Vier Minuten**" (2006). Ich spielte den ausgewählten Film in ca. 20-Minuten-Schritten ab, danach gab es jeweils eine Reflexion.

Wie beinahe zu erwarten war, fand Kevin sofort großen Gefallen an der Figur der Gül. Auch ihre selbstbewusste Art beeindruckte ihn. Kevin bekam jedes Mal kurze Hausübungen mit. So sollte er den bisher gesehenen Filmteil kurz mit seinen Worten nacherzählen und seine eigenen Gedanken dazu notieren. In der darauffolgenden Sitzung besprachen wir die Hausübung, sahen uns die nächsten 20 Minuten ein und reflektierten auch darüber. Auf diese Weise arbeiteten wir den Film intensiv durch. Viele der Gedanken von Kevin waren eigentlich Fragen, auf die ihm wohl niemand bisher Antworten geben konnte. So kannte er die Geschichte der Juden nur aus der Sicht seiner Freunde, war aber an der tatsächlichen Geschichte sehr interessiert. Auch die Fragen, wozu ein Menschenleben gut ist und was den Wert eines Menschen ausmacht, ließen ihn sehr nachdenklich werden. Er fand immer mehr heraus, was seine bisherige Gesinnung fragwürdig machte.

Ich fragte ihn auch, ob er seinem Bekannten Herrn D. von unserer Arbeit erzählt habe. Nein, das habe er bisher nicht. Dürfte er das überhaupt? Er wolle ja keine Geheimnisse erzählen. Wir besprachen, was er durchaus über den Prozess erzählen konnte. Es zeigte sich, dass Kevin ein großes Bedürfnis danach hatte, mit Herrn D. über den Film zu sprechen. Es war berührend, wie achtsam Kevin an seinen Wunsch heranging; keinesfalls wollte er Herrn D. verletzen. Von seinem „deutschen Mädel" hatte sich Kevin mittlerweile getrennt. Auch der Kontakt zu seinen bisherigen Freunden war weniger geworden. Ganz konnte und wollte er aber sein bisheriges Gedankengut bis zuletzt nicht aufgeben: „Sonst hab ich gar nichts mehr, was mich stark macht", meinte er einmal, beinahe kleinlaut. Nach Abschluss des Therapieprozesses, der über zwei Jahre gelaufen war, hatte ich dennoch den Eindruck, dass sowohl mit Hilfe des Films wie auch dem Wirken von Herrn D. ein kleines demokratisches und humanistisches Samenkorn gesät worden war.

4.3 Filmtherapie im Strafvollzug

Psychotherapie im Strafvollzug stellt in mehrfacher Hinsicht eine besondere Herausforderung dar. Einerseits ist nicht immer das Prinzip der Freiwilligkeit beim Klienten einhaltbar – etwa wenn Psychotherapie Teil des Maßnahmenvollzugs ist – andererseits können sich Häftlinge nicht immer die Psychotherapeutin bzw. den Psychotherapeuten aussuchen. Besonders herausfordernd ist die Tatsache, dass die Verschwiegenheitspflicht nicht gänzlich gegeben ist, weil – zumindest war das meine Erfahrung in der Justizvollzugsanstalt – die Räume, in denen die Therapie durchgeführt wird, mittels Kamera überwacht werden. Die Häftlinge, mit denen ich gearbeitet hatte, waren nicht davon überzeugt, dass nur das Bild übertragen wurde.

Stellen Sie sich vor, Sie wären, aus welchem Grund auch immer, eingesperrt. Ihr Freiraum beträgt die Maße eines kleinen Zimmers, Ihr Tun oder auch Nicht-Tun wird ständig überwacht. Ihre Intimsphäre ist auf ein Minimum reduziert. Ähnlich, wie wenn Sie im Krankenhaus nach einer schweren Operation das Bett hüten müssen, sind die Außenreize auf ein Minimum reduziert. Aus eigener Erfahrung weiß ich, wie dankbar man in dieser Situation für jegliche Form der Abwechslung und für „Futter für das Hirnkino“ ist. Kein Wunder, dass gerade die Filmtherapie ein besonders geeignetes Therapeutikum für die psychotherapeutische Arbeit mit Häftlingen darstellt, wie ich auf den folgenden Seiten ausführlich darstellen werde.

4.3.1 Filmtherapie zur Behandlung von Spielsucht in der JVA

Auf Ersuchen von Haftinsassen einer Justizvollzugsanstalt (JVA) in Oberösterreich erhielt ich die Möglichkeit, meine psychotherapeutische Kompetenz um die Erfahrung, mit Strafgefangenen zu arbeiten, zu erweitern. Die Entscheidung der Häftlinge, um Psychotherapie anzusuchen, war kein Bestandteil des Maßnahmenvollzugs, sie hatten auch keinerlei Hafterleichterungen, wenn sie die Psychotherapie nützten. Ich konzipierte ein Behandlungsprogramm, das eine Gruppentherapie von zwei Einheiten in einer 14-tägigen Frequenz vorsah. Ohne große bürokratische Hürden konnte ich im Spätwinter 2010 mit dem Start der Gruppentherapie beginnen.

Vier Häftlinge hatten sich für dieses Angebot interessiert. Schon beim ersten Kennenlernen erzählten sie mir, dass an den Nachmittagen große Langeweile herrschte, da die Arbeitszeit in den Haftwerkstätten nur bis knapp nach Mittag andauerte. Die Häftlinge hatten keinerlei psychotherapeutische Vorerfahrung. Ein Häftling, der einige Zeit später zur Gruppe dazu kam, hatte zumindest nach einem Suizidversuch mit akutpsychiatrischen Interventionen seine Erfahrung gemacht.

Die Beziehungsgestaltung gelang trotz der am Beginn dieses Kapitels erwähnten Einschränkungen gut und rasch. Etwas mehr Zeit benötigte die Bereitschaft der Häftlinge, sich so weit zu öffnen, dass therapeutische Prozesse entstehen konnten. Obwohl die Teilnehmer dieser therapeutischen Gruppe von Mithäftlingen belächelt wurden – ein echter Mann braucht wohl nach deren Ansicht keine Psychotherapie -, wurden sie aber auch beneidet. Immerhin war die Psychotherapeutin eine Frau. Und viele Insassen hatten wenig bis keinen Besuch. Ich führte mit jedem Teilnehmer vorab ein Einzelgespräch zur Abklärung möglicher Diagnosen, der Biographie aber auch zur Klärung der Therapie-Motivation. Diejenigen, die bis zur Übergabe dieser Gruppe an einen Kollegen nach meiner zweijährigen Betreuungszeit teilnahmen, hatten mehr oder weniger große Veränderungsanliegen.

In relativ kurzer Zeit wuchs die Teilnehmerzahl auf sechs. Ich hatte von vornherein die Anzahl der Teilnehmer auf zehn begrenzt. Die Gruppe war im Grundgedanken offen geführt, das heißt, hin und wieder kamen neue Teilnehmer dazu, um sich die „Therapie einmal anzuschauen“. Mit der Zeit bildete sich ein sogenannter harter Kern von sechs Männern. Alle Häftlinge hatten ein Spielsuchtproblem, manche waren bereits mehrmals wegen spielsuchtbedingter Eigentumsdelikte längere Zeit in Haft. Die Hälfte der Teilnehmer hatte einen Migrationshintergrund, war aber schon lange in Österreich ansässig. Einige Häftlinge hatten zudem auch Kontakt mit Drogen, einer war bereits mehrmals wegen des Dealens von harten Drogen in Haft. Einige Teilnehmer nahmen Antidepressiva, weniger aufgrund von Depressionen, vielmehr, um Schlaf finden zu können. Bis auf einen Häftling waren alle nikotinabhängig. Zwei Teilnehmer wechselten vom geschlossenen Vollzug in den gelockerten, hatten also in bestimmten Abständen die Möglichkeit, außerhalb der Anstaltswerkstätten zu arbeiten. Sie nahmen trotzdem an den Gruppentherapien, die immer Freitagnachmittag stattfanden, bis zu ihrer Freilassung teil.

Gleich zu Beginn der therapeutischen Gruppe legten wir Gruppenvereinbarungen fest, die unter anderem ein angenehmes Gesprächsklima und einen wertschätzenden Umgang zwischen den Häftlingen beinhalteten. In den zwei Jahren, in denen ich diese Gruppe geleitet hatte, wurden mir Respekt und Wertschätzung entgegengebracht. Auch die manchmal emotionalen Auseinandersetzungen in den Therapien blieben immer im Rahmen eines wertschätzenden Klimas.

Die Gruppentherapie war als themenoffene Gruppe konzipiert. Nach einer Befindlichkeitsrunde und einem „sich warm reden“ wurde die Therapiezeit für Anliegen der Häftlinge genutzt. Aber ich brachte auch psychoedukatorische

Beiträge mit Hilfe von PowerPoint-Präsentationen ein, etwa die Themenbereiche „Stress“, „Sucht“, „Psychotherapie“ oder auch logotherapeutische Spezifika. Die vorgesehenen zwei Einheiten waren nicht nur sehr rasch vorbei, eigentlich war die Zeit pro Gruppensitzung – im Nachhinein betrachtet – viel zu kurz.

Eine besondere Herausforderung stellte sich für die Häftlinge insofern dar, als sie über „zu viel“ Zeit verfügten. So klagten sie immer wieder, dass gerade am Abend die Zeit – trotz der Möglichkeit fern zu sehen oder sich eine DVD anzusehen – gar nicht vorbeigehen wollte. Öfter kam es dadurch zu angespannten Situationen, manchmal auch zu kleinen Raufereien zwischen den Häftlingen.

Etwa zur selben Zeit hatte ich als angestellte Psychotherapeutin in einer psychosozialen Reha-Einrichtung begonnen, Filme als Therapiemittel in Gruppen einzusetzen. Die damit gemachten Erfahrungen waren sowohl für die Patienten wie auch für mich positiv. Ich fragte deshalb in der Anstaltsleitung der JVA an, ob ich DVDs mitnehmen dürfte, um Filmtherapie für die therapeutische Gruppe anbieten zu können. Ich musste eine Liste der für die Filmtherapie verwendeten Filme vorab vorlegen, dann stand meinem Vorhaben nichts mehr im Weg.

Ausgewählt habe ich die Filme für die Häftlinge nach meinem persönlichen Zu- und Umgang mit Filmtherapie: Filme

- als Beitrag zur Prozessgestaltung,
- zur biographischen Auseinandersetzung,
- als Werkzeug zur humanistischen Auseinandersetzung mit existentiellen Themen,
- als „Türöffner“ zu ver- und weggesperrten Gefühlen, etc.

Insgesamt habe ich diese Filme mit den folgenden Gründen für eine Filmtherapie in einer JVA ausgewählt:

Pappa ante portas (1991): Dieser Film kann zu den Themen zwischenmenschliche Kommunikation, Umgang mit menschlichen Schwächen, Arbeit als Wertekonstrukt und wegen der Frage, wie das Leben sinnhaft gestaltet werden kann, eingesetzt werden.

Wie im Himmel (2004): Dieses Werk behandelt die Themenbereiche Gewalt in Beziehungen, Aufarbeitung biographischer Erlebnisse, Musik als Mittel, sich zum inneren Schwingen zu bringen sowie Vertrauen und Liebe.

Alexis Sorbas (1964): Mit Hilfe von diesem Film können Themen wie Männlichkeit, Liebe, Rache und gesellschaftliche Normen diskutiert werden.

Die Kinder des Monsieur Mathieu (2004): Unter anderem kann dieser Film Häftlinge darüber zum Nachdenken bringen, was Kinder brauchen, um gesund groß zu werden.

Little Miss Sunshine (2006): Auch dieser Film beschäftigt sich mit dem Großwerden. Die Frage, wer für die junge Hauptdarstellerin ein Mentor gewesen war (und ob es diesen überhaupt gegeben hat), kann ebenfalls sehr berühren.

So konnte ein Teilnehmer erkennen, dass er eine wohl behütete Kindheit hatte und mit Liebe, Fürsorge und Nachsicht groß geworden war. Die Frage, warum er dennoch einen kriminellen Weg eingeschlagen hatte, beschäftigte ihn sehr lange.

Saint Jacques … Pilgern auf Französisch (2005): Für den eben erwähnten Häftling war eine Auseinandersetzung mit diesem Film hilfreich. Denn mit diesem Film kann intensiv das Thema Selbstverantwortung bzw. die selbstverantwortliche Gestaltung des eigenen Lebens diskutiert werden.

Frida (2002): Während „**Alexis Sorbas**" (1964) als „Männerfilm" betrachtet werden kann, zeigt dieser Film die Lebensgeschichte von Frida Kahlo auf. Daher war ich gespannt, wie die Teilnehmer mit „Frida" zu Recht kommen würden. In dem Werk geht es auch um Fridas ganz besonders intensive aber auch konfliktreiche Beziehung zu ihrem Ehemann Diego Rivera.

Interessant ist die Auseinandersetzung um das Thema Moral und wie heftig die Häftlinge z.B. die eheliche Treue verteidigen. Der Film „Frida" lässt die Zusehenden sehr empathisch mit der Hauptfigur mitschwingen, aber auch mit ihrem untreuen Ehemann. Er zeigt, dass es eben nicht immer so einfach ist, sich zwischen „gut" und „böse" zu entscheiden und dass die Handlungen einer Figur, die Moralvorstellungen bricht, durchaus nachvollziehbar sein können.

„Frida" war immer wieder auch lange Zeit nach der Behandlung dieses Films Thema in den Gruppentherapien mit den Häftlingen.

Die große Verführung (2003): Dies ist ein weiterer Film, der die Zuschauenden über Moral und die Frage erreicht, ob Lügen gerechtfertigt sein können. Mit einem filmischen Augenzwinkern zeigt der Film, dass „Lügen" auch zu einem guten Ende führen können. Sehr unprätentiös wird diese Gratwanderung filmisch aufgelöst und ich erlebe praktisch in allen Filmtherapien, in denen ich dieses Film zeige, wie gut die Zusehenden (mit den unterschiedlichsten Störungsbildern) diese Feinheit wahrnehmen können. Daran eröffnet sich eine wunderbare, ressourcenstärkende Auseinandersetzung in der Gruppentherapie.

Greenfingers (2000): Der Film beruht angeblich auf einer wahren Begebenheit und beschreibt das Dasein von Häftlingen, die im Rahmen des offenen Vollzugs ihre Liebe zum Gärtnern entdecken können. Dieser Film wurde zum einen sehr kritisch von den Haftinsassen gesehen. Sie meinten, eigentlich sei er zu schön, um wahr zu sein. Zum anderen aber regte er manche von ihnen an, über verborgene Seiten in sich selbst nachzudenken.

Mein Freund Harvey (1950): Zur filmtherapeutischen Bedeutung von „Mein Freund Harvey" erfahren Sie Näheres auf den nächsten Seiten.

Stone Angel (2007): Dieser Film kann bei den Häftlingen eine intensive Auseinandersetzung mit dem eigenen Verhältnis zu ihren Eltern auslösen. Gerade bei älteren Häftlingen mit Kindern kann die Frage aufkommen, wie ihre Kinder mit der Tatsache zurechtkommen, dass der Vater in Haft ist.

In der ersten Gruppentherapie zu diesem Film hatte ich den Eindruck, dass der Film in den Herzen der Häftlinge noch nachgeschwungen ist, sie beinahe auch „versteinert" hatte. Diese Versteinerung konnte sich zum Teil in den Einzelgesprächen auflösen, zum Teil waren dafür intensive gruppentherapeutische Prozesse notwendig.

FILME IN DER THERAPIE

STONE ANGEL
Regisseur: Kari Skogland
Hauptdarsteller: Ellen Burstyn, Cole Hauser, Christine Horne, u.a.

Kanada 2007, Spieldauer ca. 111 Minuten

Inhalt: Der Film gibt in vielen Rückblenden einen Einblick in das Leben der heute 90-jährigen Hagar Shipley. Er zeigt das Leben einer unbeugsamen Frau, die sich gegen die Normen der Gesellschaft gestellt hat und mit ihrem Eigensinn zwar ihren Weg gehen konnte, aber viele Menschen verletzt hat. Da sie sich nicht ihrem Mann unterordnen wollte, ist die Ehe von Gefühlskälte und Streit geprägt. Schließlich wird ihr Ehemann Alkoholiker. Das Paar hat zwei Söhne. Auch das Leben der Söhne wird durch den Eigensinn und die Unerbittlichkeit, mit der Hagar ihre Lebensvorstellungen durchsetzt, maßgeblich geprägt. Der Lieblingssohn von Hagar, John, heiratet gegen den Willen seiner Mutter Arlene. Beide kommen bei einem Unfall ums Leben. Nun, im hohen Alter, wollen Marvin, der jüngere Sohn von Hagar, und dessen Ehefrau die alte Mutter in ein Pflegeheim geben. Doch Hagar flieht und kehrt an den Ort ihrer Kindheit und Jugend zurück. Dort kann Hagar nicht länger davor fliehen, eine Lebensbilanz zu ziehen.

Eignung für die Filmtherapie Gute Eignung, da der Film viele Themen zur Auseinandersetzung eröffnet. Es ist ein ruhiger Film, allerdings auch mit vielen Darstellungen von Gefühlsmomenten.

Folgende Themenbereiche ergeben sich aus dem Filminhalt:

- Gleichstellung Frau und Mann, gesellschaftliche Normen, Emanzipation
- Liebe (Partnerschaft, Eltern-Kind, Agape)
- Schuld im existenzanalytischen Verständnis, sich ent-schuld-igen können
- Verantwortung, Selbstgestaltung des Lebens
- Umgang mit Würde
- Verzeihung, Vergebung, Unverzeihliches
- Spuren hinterlassen, alt werden

Der Film eignet sich als Lehrgeschichte, zur Bewusstwerdung und zur Entlastung.

Eignung für welches Setting: Einzel- wie Gruppensetting, Supervision, junge Erwachsene, Erwachsene, Menschen in der Lebensmitte, Senioren (nach guter therapeutischer Vorarbeit und Kenntnis der einzelnen Lebensgeschichten)

Eignung für welche Diagnosegruppen: alle

Ich musste manche Filme, die ich für die Arbeit mit den Häftlingen sehr passend gefunden hätte, wieder verwerfen, etwa wenn Liebesszenen zu intensiv dargestellt waren. Da in vielen Spielfilmen die Themenbereiche Beziehung, Erotik, Sexualität und Liebe szenisch verarbeitet werden, war die Auswahl nicht immer einfach. Außerdem gestehe ich, dass ich nicht immer sicher war, ob ich dem einen oder anderen Häftling durch den Film den Haftalltag nicht noch schwerer machte, als er ohnehin schon war.

4.3.2 Filmtherapie im Gefängnis – Der Ablauf

Eine Einheit unserer gruppentherapeutischen Arbeit nützte ich für die Vorstellung von Filmtherapie, die Wirkweisen und die therapeutischen Möglichkeiten. Da unsere gemeinsame Zeit ja sehr begrenzt war, entschloss ich mich, vorab den Filminhalt kurz zu skizzieren, den Grund zu benennen, warum ich gerade diesen Film ausgewählt hatte und das Handout, das ich speziell für die Filmtherapie in der JVA erstellt hatte, gemeinsam mit der DVD auszugeben.

Der Auftrag war, sich als Gruppe diese DVD anzusehen – aber möglichst keinen „Kinoabend für alle" daraus zu machen – und sich dann unmittelbar nach Ansehen des Films jeder für sich zurückzuziehen, um mittels Handout den Film nachwirken zu lassen. Der nächste gemeinsame Gruppentherapietermin war dann dem zweiten Teil der Filmtherapie gewidmet: Wie auch z. B. im stationären Setting wurde der Film nun mit Hilfe der Handouts gruppentherapeutisch erarbeitet.

Obwohl innerhalb der Gruppe eine relativ gute Vertrauensbasis hergestellt werden konnte, waren manche Erkenntnisse und Bewegtheiten für einige Häftlinge doch zu persönlich. Sie baten deshalb darum, mir die verschriftlichten Aussagen mitzugeben und in Einzelgesprächen darüber reden zu können. Diese Einzelgespräche waren nach Bedarf konzeptionell vorgesehen, in zwei Jahren fanden allerdings nur acht statt.

Hilfreiches aus der Praxis – Handout für die Arbeit in einer JVA

- Wann habe ich diesen Film gesehen? Wie war meine Stimmung an diesem Tag?
- Welche Gefühle hatte ich während des Films und welche habe ich jetzt?
- Gibt es etwas, das ich aus meinem Leben kenne, was im Film dargestellt wurde?
- Welche Werte konnte ich im Film erkennen? Worum ging es im Film? (Stichworte)
- Was nehme ich mir aus diesem Film mit? Könnte ich auch heute schon etwas verändern?
- Wenn ich den Film gestaltet hätte, was hätte ich verändert?
- Wie empfand ich die Kameraführung, den Schnitt, den Einsatz von Musik?
- Waren die Schauspieler glaubwürdig? Welche Figur hat mich besonders beeindruckt und warum?
- Würde ich den Film gerne noch ein zweites Mal sehen?
- Was möchte ich in der Gruppentherapie zu diesem Film einbringen?
- Gibt es etwas, das ich lieber in einem Einzelgespräch behandeln möchte?

Die Häftlinge entschieden sich manchmal, Filme auch noch ein zweites Mal anzusehen. Sei es, dass sie beim Ansehen gestört worden waren oder dass sie sich gemeinsam entschlossen hatten, den Film nochmals zu sehen, weil „er ihnen zu schwer war“ – z. B. der Film „**Wie im Himmel**“ (2004). Und manchmal war es doch so, dass die Sehnsucht nach der Freundin, der Frau, nach Sexualität zu zweit nach dem Ansehen eines Filmes besonders groß geworden war. Ein Häftling, der in intakter Ehe lebte, hatte eine besonders nette Idee: Er mailte seiner Frau, welchen Film er gerade im Rahmen der Therapie anzusehen hatte, sie borgte sich die DVD aus und sie tauschten sich dann gemeinsam darüber aus.

4.3.3 Wirkweisen der Filmtherapie in einer JVA

Sollte es aufgrund von eingeschränkter Zeitkapazität nicht möglich sein, den Film gemeinsam mit den Häftlingen anzusehen, so wie es sich für mich während der Tätigkeit in der JVA ergab, hat das für die Therapeutin einige Konsequenzen.

Die Therapeutin kann nicht wahrnehmen, wie der Film direkt bei den Zuschauenden wirkt. Unmittelbare Gefühlsregungen bleiben ebenso unbekannt wie auch der unmittelbare Eindruck, wenn der Film beendet ist. Als Filmtherapeutin oder Filmtherapeut erhalten Sie demnach Informationen aus „zweiter Hand“. Denken Sie an einen Film, der Sie in irgendeiner Form beschäftigt hat. Welche Gefühle hatten Sie unmittelbar nach Ansehen des Filmes und welche Gefühle nach einer Stunde bzw. einer längeren Zeit der Reflexion?

Daraus ergibt sich, dass die Reflexion möglicherweise schon eine „bearbeitete“ und nicht eine „unmittelbare und originäre“ ist.

Die von mir entwickelten Handouts können der Tatsache, dass Sie nicht beim Filmbetrachten anwesend sind, helfen, doch einen unmittelbaren Eindruck zu erhalten. Vorausgesetzt, die therapeutische Beziehung ist dementsprechend gut und basiert auf Vertrauen und nicht auf „sich gut ins Bild setzen“ (was bei Persönlichkeitsbesonderheiten, die z. B. narzisstisch gefärbt sind, durchaus passieren kann) und die Häftlinge füllen wirklich unmittelbar nach dem Ansehen des Films die Handouts aus.

Der Gefängnisalltag hat normalerweise nur wenige Highlights. Auch daran sollten Sie als Filmtherapeutin oder Filmtherapeut denken, wenn Sie mit Häftlingen filmtherapeutisch arbeiten wollen. Es ist verständlich, dass Häftlinge, so war es auch meine Erfahrung, nicht warten wollen, um die DVD zu sehen, sondern meistens noch am selben Tag nach Erhalt der DVD entweder eine gemeinsame Filmsession veranstalteten oder die DVD innerhalb kurzer Zeit von „einer Zelle zur anderen“ weitergereicht wurde. Das hatte nun wiederum Konsequenzen für die gruppentherapeutische Arbeit. Die Erinnerungen waren meistens schon zehn bis zwölf Tage alt. Sie waren also nicht mehr so unmittelbar, sondern bereits persönlich gefärbt. Sollte dies auch Ihrem Setting entsprechen, so bedeutet das für Sie, die Erinnerungen durch Wieder-in-Erinnerung-rufen von Filmsequenzen quasi neu aufzufrischen, um eine Idee davon zu bekommen, wie die Wirkweisen gewesen sein könnten. Besonders intensive Gefühle wie Hass, Traurigkeit oder Freude und Leichtigkeit lassen sich dabei gut „wiederbeleben". Ebenso sind Filmsequenzen, die berühren, weil sie die eigene Biographie wiedergeben, gut geeignet, um sehr authentisch und auch nach zehn Tagen noch die Person zu berühren. Selbstredend lässt sich ein Trigger immer wiederholen – deshalb: Achtung bei der Filmauswahl!

Es ergibt sich auch eine positive Konsequenz für die Therapeutin, wenn sie während des Anschauens nicht anwesend ist: Da sich die Filme bereits „gesetzt" haben, war die Integration mancher Filmsequenzen schon getan und Lösungsansätze konnten bereits in der auf den Film folgenden Gruppentherapie diskutiert werden. Lösungen für persönliche Probleme und die Idee, dass es für jeden eine Perspektive geben kann, ist gerade bei Inhaftierten wenigstens ein kurzer Moment der Hoffnung und gleichzeitig der therapeutische Schlüssel für eine gute therapeutische Beziehung, abgesehen von gelebter Mitmenschlichkeit.

Ein weiterer Vorteil kann es auch sein, wenn sich die Häftlinge manche Filme öfter ansehen können. Während meiner Zeit als Filmtherapeutin in der JVA war z. B. der Film **„Saint Jacques … Pilgern auf Französisch"** (2005) der wohl am meisten „konsumierte" Film bei den Häftlingen. Offenbar stellte gerade die Möglichkeit einer spirituellen Wanderung, wie sie der Jakobsweg darstellt, einen besonderen Anreiz für Menschen dar, die gerade nicht in Freiheit waren.

Ein anderer Film, den ich im Strafvollzug in der Vergangenheit eingesetzt habe, ist **„Mein Freund Harvey"** (1950).

FILME IN DER THERAPIE

MEIN FREUND HARVEY

Regisseur: Henry Koster

Hauptdarsteller: James Stewart, Josephine Hull, Charles Drake, Cecil Kellaway, Jesse White, Victoria Horne

1950 USA (s/w), Spieldauer: ca. 102 Minuten

Inhalt: Elwood P. Dowd, dargestellt von James Stewart, ist ein gutmütiger und jedem gegenüber freundlicher Zeitgenosse, der von einem – für andere unsichtbaren – zwei Meter großen weißen Hasen, einem Puca, begleitet wird. Er lebt gemeinsam mit seiner Schwester und deren unverheirateten Tochter in einem Haus, das er von der Mutter geerbt hatte. Die einzige Schwäche von Elwood heißt Alkohol: Er geht gerne einen „lüpfen". Auch seine zumindest für seine Schwester seltsamen und illustren Freunde werden von Elwood gerne zum „Lüpfen" und zu gemeinsamen Essen eingeladen. Alles wäre gut, wenn nur die Besonderheit des Bruders nicht auch negative Auswirkungen auf die Heiratschancen der Nichte hätte. So sieht das zumindest die Schwester von Elwood, Veta Louise. Während eines Kaffeekränzchens, das die Heiratschancen der Nichte dramatisch erhöhen sollte, kommt es zu einem Eklat, da Elwood jeder Frau seinen „Freund Harvey" vorstellen möchte. Veta Louise beschließt deshalb, ihren Bruder in ein Sanatorium einweisen zu lassen. Durch Verwechslungen wird allerdings nicht Elwood Patient im Sanatorium, sondern Veta Louise. Elwood gelingt es auf seine ganz spezielle Weise und mit Hilfe von Harvey, wieder Ordnung in das Chaos zu bringen. Einem allgemeinen Happy End steht dadurch nichts mehr im Weg.

Eignung für die Filmtherapie: „Mein Freund Harvey" zeigt auf liebenswürdige Art und Weise, einen Menschenfreund, der jeden anderen Menschen mit Offenheit und Akzeptanz herzlich willkommen heißt. Ihm sind Vorurteile, Be- und Abwertungen fremd.

Folgende Themenbereiche ergeben sich aus dem Filminhalt:
- das Selbst
- Liebe in allen Bedeutungen (Geschwisterliebe, Agape, etc.)
- Verzicht aus Liebe
- das So-Sein-Wollen und im So-Sein angenommen werden
- Lebensziele
- Kultur und Etikette
- Umgang mit dem Anders-sein – das Fremde
- Gesprächskultur („wie man in den Wald hineinruft ...") – Kommunikation
- Beziehungen (z.B. Arbeitsbeziehungen, Chef-Angestellten-Beziehung)
- Gender-Thematik
- Krafttiere
- an das Gute im Menschen glauben
- Toleranz und Vorurteile

Der Film eignet sich als Lehrgeschichte, zur Bewusstwerdung und zur Entlastung.

Eignung für welches Setting? Einzel- wie Gruppentherapie und -beratung. Supervision, Kinder bis zum Beginn der Pubertät, Erwachsene, alte Menschen.

Eignung für welche Diagnosegruppen? alle – Der Film ist zudem auch gut geeignet für Menschen mit Traumafolgestörungen und beginnender Demenz.

Insgesamt ergeben sich für die therapeutische Arbeit mit Filmen in einer JVA folgende spezifische Wirkweisen:

Im Film versinken. Fast allen an der Gruppentherapie teilnehmenden Häftlingen gelang es während des Ansehen des Films, abschweifenden Gedanken ein Stopp zu setzen und sich wirklich auf den Film ein zu lassen.

Gefühle miterleben und sich erlauben, zu seinen Gefühlen zu stehen. Bei den ersten filmtherapeutischen Gruppentherapien konnten sich die Mehrzahl der Häftlinge noch nicht erlauben, Gefühle anzusprechen oder überhaupt einen Einblick in das Gefühlsleben zuzulassen. Gefühle, und vor allem der Umgang damit, stellte offenbar generell für Häftlinge ein „heißes" Thema dar. Impulsdurchbrüche gehörten, so berichteten es mir die Häftlinge, zum Gefängnisalltag. Besonders einem an den Gruppentherapien teilnehmenden Häftling fiel es immer wieder schwer, „nur" aufbrausend zu sein und seiner Wut „nur" lautstark Ausdruck zu verleihen. Wut zu haben und sie auch zu zeigen, war in mehrfacher Hinsicht gefährlich. Ein langersehnter Besuch hätte wegen eines Wutanfalls ausgesetzt werden können, die allerschlimmste Konsequenz wären Haftverschärfungen gewesen. Über diese empfundene Angst getraute sich keiner zu sprechen. Mit der Zunahme an Vertrauen zu mir als Gruppenleiterin und auch zueinander durften Emotionen gezeigt und besprochen werden. Gegen Ende des gemeinsamen Gruppenprozesses musste keiner mehr seine wahren Gefühle durch Entwertungen oder hinter flapsigen Aussagen verstecken. Daraus ergeben sich für Filmtherapeutinnen folgende Konsequenzen:

- Erfahrungen mit dem Skillstraining (z.B. aus der Dialektisch-behavioralen Therapie; s. auch Kap. 5) helfen, um mit dem „schwierigen" Thema „Gefühle in der Psychotherapie" gut arbeiten zu können. Alle Übungen, die helfen, die Welt der Gefühle (wieder) zu entdecken, sind hilfreich: Körpertherapien (z.B. die NARM-Technik), Hypnotherapeutische Sequenzen, die Arbeit mit Sesseln und Polstern etc. Haben Sie daher keine Angst vor emotionalen Filminhalten und der gruppentherapeutischen Arbeit damit!

- Eine Auseinandersetzung mit „männlichen“ und „weiblichen“ Gefühlen (wenn Sie z. B. mit männlichen Häftlingen arbeiten) kann sowohl für die Patienten als auch für die Therapeutin wichtig sein.
- Filmtherapie kann, wie bereits erwähnt, die Biographiearbeit gut unterstützend begleiten und vice versa. Manchmal kann es angebracht sein, erst einmal nur spezielle Filmsequenzen zu zeigen, um so Lust auf den ganzen Film zu machen (s. Kap. 4.2).
- Als Psychotherapeutinnen und Psychotherapeuten sind wir bekanntlich ja auch Vorbild. Scheuen Sie sich daher nicht, Ihre persönlichen Gefühlsregungen als therapeutische Intervention generell, aber vor allem Patienten, die in Haft sind, zur Verfügung zu stellen.

Einblick in mein Leben via Spielfilm / Lernen am Modell. Zu Beginn der filmtherapeutischen Arbeit war sehr viel Vorarbeit notwendig. Es mussten sich Themen in den Gruppentherapien erst „verdichten“, bis jener Film, der den Prozess unterstützen sollte, gezeigt werden konnte. So gingen der Frage nach der Identität, dem Selbst, dem logotherapeutisch bezeichneten So-Sein und So-Sein-Wollen intensive Auseinandersetzungen in jedem Häftling – aber erst recht untereinander – voraus.

Selbstwertsteigerung. Die Haltung und das Selbstverständnis des Elwood P. Dowd in „**Mein Freund Harvey**“ (1950) machte die Gruppenteilnehmer sehr nachdenklich. Die Fragen „Wer ist richtig?“ und „Was ist richtig?“ beschäftigte sie intensiv. Waren sie doch gesellschaftlich „falsch“ und – so benannte es ein Teilnehmer – „hier, um wieder richtig zu werden“. Sich zu seinem Sein zu bekennen, zu seinen Eigenheiten und auch zu seinen Fehlern zu stehen und vor allem über eigene Fähigkeiten und Kompetenzen nachzudenken, war für alle Häftlinge neu.

Einer der Teilnehmer, ich nenne ihn hier Herrn A., erkannte, dass sein bisher gezeigtes Selbst offenbar nicht sein wahres Selbst war, wobei es ihm schwerfiel, diese Erkenntnis mit allen Konsequenzen fertig zu denken. Bis zuletzt war Herr A. davon überzeugt, dass seine Art zu Spielen überhaupt nichts mit Sucht oder einem geringen Selbstwert zu tun hatte. (Er war übrigens ein Teilnehmer der ersten Stunde, wenngleich er immer wieder betonte, dass er keine Gruppen*therapie* notwendig hatte, sondern nur einfach an Gruppengesprächen interessiert war (sic!))

Besonders wertvoll war für ihn die Filmtherapie, wie er betonte. So wenig gerne er sich auf gruppentherapeutische Prozesse einlassen wollte, „wenn es zu therapeutisch wurde“, so unvoreingenommen konnte er sich für die Filmtherapie öffnen. Die Filmtherapie kann also als „Türöffner“ fungieren, um Psychotherapie überhaupt erst zu ermöglichen.

Bewegung durch bewegte Bilder. Wie Sie sich erinnern können, reichern Filme die Vielfältigkeit unseres visuellen Sinnes durch den Reiz des auditiven Sinns an. Unser visueller Sinn leistet die „Denkarbeit“, während der auditive Sinn die „Gefühlsarbeit“ vollzieht.

Herr A. schämte sich nicht, in den filmtherapeutischen Gruppentherapien zuzugeben, dass er von manchen Filmsequenzen offiziell be-, inoffiziell (d.h. alleine in seiner Zelle) auch gerührt war.

Wieder machte ich die Erfahrung, dass die therapeutische Arbeit mit Spielfilmen einen Einblick in die Vielgestaltigkeit des menschlichen Seins geben kann. Gleichgültig, ob nur ein wenig Bewegung in das Denken, Fühlen und auch Handeln durch Spielfilme angeregt wird oder ob Riesenschritte möglich sind, „kalt“ lassen uns Filme in den allermeisten Fällen nicht. So waren sich alle Häftlinge einig darüber, z.B. bei **„Bambi“** (1942) allesamt Tränen vergossen zu haben.

Gerade für Inhaftierte ist der Themenbereich „Bewegung“ voll von Symbolen, Metaphern, Träumen und – derzeit nicht realisierbarer – Verwirklichung. Als Filmtherapeutin oder Filmtherapeut können Sie mit hypnotherapeutischer Haltung Freiräume eröffnen, die Erleichterung, bessere Akzeptanz des Hier und Jetzt aber auch neue Lebensaufgaben ermöglichen. Wenn Sie die Technik der Tiefenentspannung kennen, können Sie ein Maß an Erleben von Freiheit und Bewegung ermöglichen, das zwar in der Häftlingsrealität nicht möglich ist, aber dennoch den Geist und die Seele frei machen kann. Ihrer therapeutischen Kreativität sind dabei keine Grenzen gesetzt. Ich konnte z.B. einige der Häftlinge dafür begeistern, achtsames Gehen in ihr Freizeitprogramm aufzunehmen.

Filmtherapie und Bibliotherapie. Lesen war im Häftlingsalltag nur auf kleinformatige Gratis-Tageszeitungen beschränkt. Die Bibliothek war hingegen der am wenigsten genützte Raum. Die Leseunlust war auch bei den meisten Teilnehmern der Therapiegruppe wahrnehmbar. Ich hatte der Gruppe angeboten, begleitende Literatur, z.B. zur Entstehung von Stress, mitzubringen, was dankend abgelehnt worden war.

Herr A. hatte immerhin Matura und hob sich, was das Bildungsniveau betraf, deutlich von seinen Mithäftlingen ab. Seine vielfältigen Interessen spiegelten sich durchaus in seinen Kenntnissen der Literatur wieder. Ich war dann aber doch erstaunt, dass er nicht nur den Film **„Alexis Sorbas“** (1964) bereits kannte, sondern auch die diesem Film zugrundeliegende Literaturvorlage von Nikos Kazantzakis (1946) gelesen hatte. Dieses kurze Beispiel zeigt, dass es durchaus eine gute Anregung sein kann, die Lesefreude von Patienten zu nutzen, um die Vorzüge von Filmtherapie UND Bibliotherapie (s. Kap. 2.1) erlebbar zu machen.

Förderung von Konzentration und Durchhaltevermögen. Wie mir die Häftlinge berichteten, musste man schon sehr stark sein, um sich gegen die aufkommende und wachsende Trägheit und Eintönigkeit zu wehren, um nicht einer Lethargie und einem Fatalismus zu verfallen. So war es auch nicht verwunderlich, dass die beiden Gruppeneinheiten pro Termin anfangs schon eine Herausforderung für die Konzentration und das Durchhaltevermögen der Teilnehmer waren. Immer wieder forderten sie Rauchpausen ein oder verhandelten nach „besonders harten Tagen“ um Verkürzung der Therapieeinheit. Je therapeutisch „geübter“ die Gruppe wurde, desto besser war die Konzentration – natürlich oft auch abhängig vom Thema und vom Prozess.

Wie hilfreich und wertvoll das Therapiemittel Film war, zeigte sich darin, dass sich die Häftlinge offenbar doch soweit konzentrieren konnten, dass sie die rund 90 Spielfilmminuten in einem bewältigen konnten. Eine ähnlich schwache Konzentrationsfähigkeit kennen wir von psychosomatischen Patientinnen, z. B. Patientinnen mit Traumafolgestörungen oder einer Erschöpfungsdepression. Spielfilme als Therapeutikum eingesetzt, können, wie dies auch in der Fachliteratur genannt wird, sowohl die Konzentrationsfähigkeit wie auch das Durchhaltevermögen erhöhen (s. u. a. Wolz 2005).

BEISPIEL

Patienten im Therapieprozess

Dem jüngsten Teilnehmer, ich gebe ihm das Pseudonym Herr P., ein damals knapp über 20-jähriger, der bereits wiederholte Haftstrafen in seinem noch jungen Leben abzusitzen hatte, fiel bei der Frage, wer er eigentlich sei, zuerst nur ein: ein Dealer, die Schande seiner Eltern, aber auch – im Umgang mit Autos – der Boss. Er konnte sich auch kaum erklären, warum er, trotz einer guten Kindheit, wie er immer wieder betont hatte, auf die schiefe Bahn geraten war. Klar waren viel Geld und schnelle Autos Verlockungen, die sich ein „Jugo“ (seine Eltern waren aus dem ehemaligen Jugoslawien mit ihm als Kleinkind nach Österreich gekommen) gerne leistete. Um seinem „coolen“ Status gerecht zu werden, hatte er den Lehrabschluss nicht mehr gemacht und um sich dieses „easy“ Leben zu finanzieren, war er schon früh mit Drogen in Kontakt gekommen. Er hätte sich damals ohnehin nicht vorstellen können, einen Beruf auszuüben, auch weil es scheinbar so leicht für ihn war, ein Leben fernab von Verantwortung zu führen. Schon mit 16 Jahren hatte er mit Glücksspiel begonnen. Zuerst waren es nur Automaten, später dann auch Casinos. Und wie bei fast jedem Menschen, der spielsuchtabhängig ist, hatte er durchaus auch Glückssträhnen und ging er mit erheblichen Geldbeträgen nach Hause. Die meiste Zeit allerdings verspielte er die Gewinne wieder.

Er borgte sich Geld – niemals von seiner Familie, diesen Ehrenkodex hatte er nie verletzt – von Freunden, die, vor allem wenn die Zahlung auf sich warten ließ, ganz rasch sehr unangenehm werden konnten. Um an Geld zu kommen, beging er zuerst „nur" kleine Betrügereien, letztlich aber hatte er ein Strafregister, das davon zeugte, dass hier ein Mensch sehr schnell sehr viel falsch gemacht hatte.

Herr P. also konnte mit dem Begriff des „Selbst" gar nicht so viel anfangen. Die „Selbstliebe" erheiterte ihn mehr als dass er darüber nachdenken konnte, was Liebe eigentlich für eine Bedeutung haben sollte. Auch die Frage nach Lebenszielen tat er mit einer Handbewegung ab: Wenn er jemals wieder „raus" käme, sei sein eigentliches Leben ohnehin schon vorbei.

Herr P. war lange Zeit ein sehr kritischer Gruppenteilnehmer, anfangs war er abweisend, versuchte öfter auch die Gruppenvereinbarungen auszuloten. Ich rechnete eigentlich immer wieder damit, dass er bei der nächsten Gruppe nicht mehr dabei sein würde. Aber: Herr P. blieb bis zuletzt. Mir waren immer wieder seine rasche Auffassungsgabe und sein umfangsreiches Wissen, das er nach und nach zeigte, ohne damit zu Prahlen, aufgefallen. Auch seine Wertvorstellungen beeindruckten mich, da ich die Auseinandersetzung mit Werten aufgrund seiner Biographie gar nicht vermutet hatte. So war der Wert „Familie" ein besonders hochwertiger, er schämte sich augenscheinlich dafür, dass er seinen Eltern immer wieder Kummer bereitet hatte. Einmal machte ein Landsmann von ihm eine – nicht böse gemeinte, aber leicht süffisante – Bemerkung zur Verantwortung von Eltern, was Herr P. mit einem verbalen Aggressionsausbruch beantwortete.

In weiterer Folge nahm Herr P. noch einen Wert in seine Wertevielfalt auf, dem er bisher kaum eine Bedeutung gegeben hatte: den Wert „Verantwortung". Schon während der filmtherapeutischen Gruppe und der Auseinandersetzung mit dem Film „Alexis Sorbas" (1964) war Herr P. nachdenklich geworden. In der Reflexion des Films „Saint Jacques ... Pilgern auf Französisch" hatte sich Herr P. intensiv mit der Rolle des alkoholabhängigen Bruders auseinandergesetzt. Groll sei in ihm hochgekommen, berichtete Herr P. Wie könne man nur sein eigenes Kind „anpumpen"? Und angeekelt habe ihn der Umgang dieser Rollenfigur mit der krebskranken Frau. Herr P. nützte viel Gruppentherapiezeit nach diesem Film, um uns an seinen Gedankengängen und auch Erkenntnissen teilhaben zu lassen.

Damals scheint eine radikale Änderung in Herrn P. stattgefunden zu haben. Er veränderte seine Ernährungsgewohnheiten vom „Allesfresser", wie er sich selbst nannte, zum Vegetarier – bis er sich zuletzt nur noch vegan ernährte. Sein ohnehin nicht hohes Taschengeld verwendete er, um sich vegane Lebensmittel in die Haft schicken zu lassen. Fortan bereitete er sich seine Mahlzeiten selbst zu. Zusätzlich zum Essverhalten veränderte Herr P. auch sein Bewegungsverhalten. „Die einzige freiwillige Bewegung, die ich mache, ist der Griff nach dem Tschik", meinte er einmal in einer der ersten Gruppentherapien. Ein vielfältiges sportliches Angebot gab es in der JVA nicht, aber Herr P. machte sich seinen eigenen Trainingsplan und nützte die wenigen Sportgeräte.

Seine geänderte Haltung zum Leben drückte sich am eindrucksvollsten darin aus, dass er in der Haft darum ansuchte, seinen Lehrabschluss nachholen zu dürfen. Offenbar war auch der Anstaltsleitung aufgefallen, wie sehr sich Herr P. zu verändern begann. So erhielt er schließlich eine Möglichkeit, die praktischen Ausbildungsteile nachholen zu können.

Die Auseinandersetzung mit dem Thema Verantwortung hatte dazu geführt, dass sich Herr P. nicht mehr vorstellen konnte, zu dealen. Glaubwürdig schämte er sich dafür, vor allem junge Menschen in die Drogensucht geführt zu haben. Was er nicht bereit war, zu verändern, war seine Spielsucht. Allerdings, so meinte er, werde er dann „ganz sicher rechtzeitig aufhören" können. Eine Hoffnung, die viele Menschen mit Abhängigkeitsstörungen teilen und die sich bekanntlich kaum in der Realität erfüllt. Herr P. hatte sich auch entschieden, schon in der Haft mit den alten Freunden zu brechen, wobei ihm klar war, dass sich dies in der wirklichen Freiheit nicht so einfach vollziehen lassen werde.

Er wünschte sich einen „inneren Begleiter", der doch ganz deutliche Züge von der Filmfigur Alexis Sorbas hatte und ebenso wie Harvey (der „Puca" aus dem Film „Mein Freund Harvey" (1950)) unsichtbar war.

4.4 Filmtherapie in Supervision und Coaching

Den exemplarischen Einsatz von Spielfilmen in der Supervisionsarbeit kennen Sie schon. Meiner Erfahrung nach lockert es Supervisionsprozesse, vor allem jene, in denen es „ganz schwer und zäh" vorangeht, gut auf, wenn Sie geeignete Spielfilme einsetzen. Der Fokus geht weg vom scheinbar unlösbaren hin zu neuen Perspektiven. Ich setze Spielfilme sowohl in Gruppen- wie auch Einzelsupervisionen gerne ein.

Sollte der Schwerpunkt Ihrer Arbeit im Bereich des Coachings liegen, so darf ich Sie dazu ermuntern, auch in diesen Prozessen Filmtherapie immer wieder einfließen zu lassen. So können Sie mit Hilfe von Spielfilmen den Fokus auf die Person legen, um eine „Problemtrance", die im Bereich des Berufsalltags wahrscheinlich letztlich dazu geführt hat, Sie als Therapeutin aufzusuchen, zu beenden und um neue Perspektiven in den Prozess zu holen.

BEISPIEL

Patienten im Therapieprozess

Ein Hotelmanager, Herr T., kam auf Empfehlung einer gemeinsamen Bekannten in meine ambulante Praxis. Herr T. führte ein mittelgroßes Hotel und war unter anderem für Personalangelegenheiten zuständig. Eine seiner Mitarbeiterinnen, die hauptverantwortlich an der Rezeption arbeitete, hatte zwei Kinder, wovon eines, ein sechsjähriger Junge, schwer an Krebs erkrankt war. Das Geschwisterkind war um zwei Jahre älter und bekam den leidvollen Prozess, wie Herr T. erzählte, von Anfang an mit. Beide Elternteile des kleinen Patienten wurden zwar betreut, kamen aber zusehends immer schlechter mit der bedrohlichen Situation zurecht. Schon einmal hatte der Kleine den Krebs als einjähriges Kind besiegen können: Jetzt, nachdem sich die Familie in Sicherheit hinsichtlich der Gesundheit des Kleinen gewiegt hatte, war er wieder aufgeflammt, heftiger als zuvor. Anfangs schien es noch, als ob alle medizinischen Therapien greifen würden, in letzter Zeit aber wurde immer klarer, dass der Kleine sterben würde. Herr T. war selbst Vater von zwei Töchtern, die zwar schon im jugendlichen Alter waren, vom Schicksal seiner Angestellten konnte er sich dennoch nur schwer distanzieren. Er hatte seiner Mitarbeiterin empfohlen, in Hospizkarenz zu gehen, was diese aber abgelehnt hatte, da sie sich außerstande sah, dem Leiden ihres Sohnes zuzusehen und zudem Kraft in ihrer Arbeit schöpfte. Im Coachingprozess vermischte sich eigenes Leid mit jenem seiner Mitarbeiterin. Ständig stand die Frage „Wie könne Gott es nur zulassen, dass

Kinder sterben müssen?“ im Raum. Die Themen der gemeinsamen Arbeit reichten vom Leben, von der Lebensfülle, von den Spuren, die Menschen hinterlassen, von der Erfüllung des Daseins, die vom Lebensalter unabhängig sein kann, bis hin zu Coachingeinheiten, in denen Weinen und Traurigsein im Vordergrund standen. Meine Praxis war offenbar der Ort, an dem er sich seine Berührung zu zeigen getraute. In einem Paargespräch, zu dem ich gebeten hatte, konnte ich die sehr liebevolle, warmherzige und respektvolle Beziehung der Eheleute kennenlernen. Deshalb entschloss ich mich, Herrn T. den Film „Oskar und die Dame in Rosa“ (2009), nach dem Roman von Éric-Emmanuel Schmitt, mit nach Hause zu geben, allerdings mit der Auflage, den Film gemeinsam mit seiner Frau zu sehen.

Herr T. war, wie zu erwarten, sehr berührt von diesem Film. Aber er hatte ihn auch dazu veranlasst, sich mit der Idee des Kinderhospiz-Gedankens näher zu befassen. Gemeinsam mit seiner Frau wollte er nach Deutschland fahren, um sich über diese Einrichtungen zu informieren und eine mögliche Mitarbeit oder Unterstützung in Erwägung zu ziehen. Herr T. konnte seiner Angestellten nach dem Tod des Sechsjährigen ein wertvoller Begleiter sein, wie ich in der Abschlusssitzung wahrnehmen konnte.

FILME IN DER THERAPIE

OSKAR UND DIE DAME IN ROSA

Regisseur: Éric-Emmanuel Schmitt
Hauptdarsteller: Michèle Laroque, Amir, Max von Sydow u.a.

Frankreich 2009, Spieldauer ca. 101 Minuten

Inhalt: Oskar ist zehn Jahre alt und Krebspatient im Finalstadium. Dies können ihm allerdings weder seine Eltern noch die behandelnden Ärzte sagen. Nur die Pizzabäckerin Rosa nennt die Dinge beim Namen, holt Oskar damit aus seiner Isolation und ist ihm eine wertvolle Begleiterin. Die sich daraus ergebende innige Freundschaft zwischen Rosa und Oskar hat für beider Leben große Bedeutung.

Eignung für die Filmtherapie: Nach vorhergehender Bearbeitung der Themen Leben, Sterben und Tod von Kindern ist dieser Film geradezu lebensbejahend und deshalb gut für die Filmtherapie geeignet.

Folgende Themenbereiche ergeben sich aus dem Filminhalt:

- Leben und Tod
- Krankheit, Sterben
- wenn Kinder sterben
- Freundschaft
- Mitmensch sein bis zuletzt
- die Wahrheit ist dem Menschen zumutbar
- Spiritualität und Glaube
- warum „Fremde“ oft die besseren Begleiter in schweren Stunden sein können

Der Film eignet sich als Lehrgeschichte, zur Bewusstwerdung und zur Entlastung.

Eignung für welches Setting: Einzeltherapie, Supervision und Coaching

Eignung für welche Diagnosegruppen: prinzipiell für alle, allerdings sollte der Film gut in einen Gesamtprozess integriert werden

5 Integration der Filmtherapie in den psychotherapeutischen Prozess – Zusammenspiel der Interventionsmöglichkeiten

In diesem Kapitel begleiten Sie mich in meinem therapeutischen Alltag. Sie werden Interventionen, die ich sowohl im stationären wie im ambulanten Setting einsetze, ebenso kennenlernen wie einige Patientinnen. Außerdem werde ich anhand der kurzen Beispiele zeigen, wie gut sich die Filmtherapie in den psychotherapeutischen Prozess einfügen lässt bzw. wie gut sie diesen begleiten kann.

Tiefenentspannung und Filmtherapie. Sie können bei der Tiefenentspannung entweder nach fertigen Konzepten vorgehen oder die Patienten daran aktiv teilhaben lassen. Ich sammle gerne am Beginn einer Tiefenentspannung (sowohl in der Gruppen- wie in der Einzeltherapie) jene Wörter, die unbedingt in der nachfolgenden Tiefenentspannung vorkommen sollen. Anschließend entwickle ich eine Geschichte mit den Wörtern der Patienten und gemäß der Induktionen, die für die Tiefenentspannung notwendig sind. Wenn es z. B. viele Patientenwunsch-Wörter aus der Natur oder in Anlehnung an Kindheitserlebnisse gibt, so können Sie im Rahmen der darauf folgenden Tiefenentspannungsgeschichte gerne auf alle filmischen Elemente zurückgreifen, von denen Sie wissen, dass sie bei dem Patienten positive Eindrücke hinterlassen haben.

BEISPIEL

Patienten im Therapieprozess

Ein Patient, Herr B., hatte negative Heimerfahrungen, die zum Teil Traumacharakter hatten. Der Film „Die Kinder des Monsieur Mathieu" (2004) war deshalb sehr herausfordernd für ihn. Allerdings „spülte" die Filmtherapie positive Erfahrungen mit einem jungen Erzieher (ähnlich wie im Kap. 4.1.2. beschrieben) in die bewusste Erinnerung. Der Patient erkannte in diesem Erzieher einen Mentor, der maßgeblich dafür verantwortlich war, dass Herr B. später sein Talent als bildender Künstler entdeckte und mittlerweile von der Bildhauerei leben konnte. Als besonders wertvoll hatte Herr B. die Figur des Monsieurs Mathieu erlebt, da ihn diese Figur an die Herzensgüte seines Erziehers erinnerte. Herr B. hat dies im Rahmen der filmtherapeutischen Reflexion mit folgenden Worten auf den Punkt gebracht:

> „Mein Monsieur Mathieu war sportlich und sehr geschickt. Ganz anders als die Figur im Film. Aber was beide gleich hatten, war die Liebe zur Musik. Ich hatte damals überhaupt keinen Zugang dazu. Wir durften ja keine Süßigkeiten bekommen und Lob war sowieso nie zu hören. Aber er hat mir vorgesungen, wenn mir etwas gut gelungen war. (Herr B. beginnt zu weinen.) Das hat in mir was aufgemacht, eine Sehnsucht und auch ein Wissen, dass ich besonders bin. Wertvoll. Dass ich auch etwas tauge. Ich weiß nicht, ob er noch lebt. Aber das ist auch gleichgültig. Immer wenn ich eine schöne Männerstimme singen höre, weiß ich, dass er mit mir verbunden ist."

Es war naheliegend, in die Tiefenentspannung Musik einzubauen, etwa mit den Worten: „Und wenn Sie nun Ihren Ohren die Möglichkeit geben, zu hören. Und immer besser zu hören. Sich ganz auf das Hören einlassen. Gibt es einen Ton oder vielleicht ein Musikstück, dass Sie jetzt hören können? – Pause – Lassen Sie sich davon tragen, durchtönen, vielleicht haben Sie auch Lust, mitzuschwingen …"

Skillstraining und Filmtherapie. Wenn Sie als Skillstrainerin oder -trainer entsprechende Gruppen führen, so werden Sie vielleicht ähnliche Erfahrungen wie meine Kolleginnen und ich im stationären Setting damit machen. Es dauert oftmals eine geraume Zeit, bis das Verständnis von Skills deren praktische Handhabung ermöglicht. Nur allzu oft „vergessen" Patientinnen ihre Skills, was dann immer wieder zu Hilflosigkeit und Hochstress-Situationen führt. Wir erleben immer wieder, dass Filmszenen oder manchmal auch komplette Filme als Skills in die persönliche Skillsbox wandern.

Ein sehr anschauliches Beispiel für den Umgang mit Skills bietet z. B. der Film „**Ein Tick anders**" (2011) (Kap. 4.1.1.). „Jetzt habe ich endlich verstanden, warum Skills so wichtig sein können", formulierte es eine Patientin in der Reflexionsarbeit zu diesem Film.

Ich könnte mir zudem vorstellen, dass „skillsaffine" Filmszenen fix in das Skillsprogramm eingebaut werden können. Ob Sie diese Filme im Rahmen der Filmtherapie einer Skillsgruppe voranstellen oder entsprechende Szenen zeigen möchten, beides kann zum besseren Verständnis über die Sinnhaftigkeit von Skills führen.

Selbstwerttraining und Filmtherapie. Die Auseinandersetzung mit dem Thema „Selbst" (Selbstwert, Selbstfürsorge, Würde etc.) eignet sich besonders gut für eine filmtherapeutische Unterstützung. Sei es, dass passende Spielfilme,

z. B. **„Frida“** (2002), **„Little Miss Sunshine“** (2006) oder aber auch **„Mein bester Freund“** (2006) hinsichtlich der Bedeutung des Selbst reflektiert und bearbeitet oder entsprechende Filmszenen als Veranschaulichung ausgewählt werden.

FILME IN DER THERAPIE

MEIN BESTER FREUND
Regisseur: Patrice Leconte
Hauptdarsteller: Daniel Auteuil, Dany Boon, Julie Gayet, Julie Durand u. a.

Frankreich 2006, Spieldauer: ca. 96 Minuten

Inhalt: Der Antiquitätenhändler Francois Coste lebt für seine berufliche Tätigkeit und vernachlässigt dadurch seine Tochter, „Freunde“ und auch seine Beziehung. Im Zuge einer Wette, als Preis winkt eine wertvolle Vase, die Coste zu einem enormen Betrag ersteigert hat, muss er innerhalb von zehn Tagen den Wettpartnern seinen besten Freund vorstellen. Nur dann wird ihm die Vase gehören. Er trifft im Weiteren auf den Taxifahrer Bruno, der ihm zeigen soll, wie man Freunde gewinnt. Bruno hat einen Traum, nämlich an der Quizsendung „Wer wird Millionär?“ teilzunehmen, allerdings blockiert ihn seine Angst, sodass er schon an Vorausscheidungen scheitert. Das Schicksal führt die beiden ungleichen Figuren immer wieder zusammen.

Eignung für die Filmtherapie: Es ist ein feinsinniger, humorvoller, die menschlichen Eigenheiten hinterfragender Film. In meiner Filmschatzkiste hat er einen fixen Platz.

Folgende Themenbereiche ergeben sich aus dem Filminhalt:

- Sein oder Haben?
- Was ist wirklich wichtig im Leben?
- das Selbst
- Werte, pyramidale Werteordnungen (z. B. Arbeit als einziger Wert in einem Dasein)
- mehr Schein als Sein
- zwischenmenschliche Verletzungen, Entschuldigen, Verzeihen
- Kann man mit Geld das wirklich Wesentliche kaufen?
- Alleinsein, Einsam sein
- der Wert der Freundschaft

Der Film eignet sich als Lehrgeschichte, zur Bewusstwerdung und zur Entlastung.

Eignung für welches Setting: Einzel- und Gruppensetting, Supervision, Coaching

Eignung für welche Diagnosegruppen: alle

BEISPIEL

Patienten im Therapieprozess

Ein Patient, Herr D., war aufgrund seiner hochgradigen Adipositas, einer Sozialphobie und einer „sozialen Verwahrlosung" zur stationären Therapie in der Psychosomatischen Klinik. Essen kompensierte in seinem Leben alles, was Menschen benötigen, wenn sie als Mensch leben wollen. Und da er davon gar nichts hatte, sei Essen zu seinem Lebensinhalt geworden, so Herr D. Er hatte noch zwei, ebenfalls sehr kranke, Brüder. Für alles und jegliches entschuldigte sich Herr D., was den Umgang mit ihm nicht unbedingt erleichterte. Mangels menschlicher Ansprechpartner hatte Herr D. begonnen, eine Art Selbstgespräch zu führen. Er kommentierte sein Denken wie sein Tun. Trotz seiner ausgeprägten Eigenheiten war er in die Patientengruppe gut integriert. Herr D. fühlte sich unsicher und beschämt, wenn es in Gruppen darum ging, zu schreiben, zu zeichnen oder sich kreativ auszudrücken. Es war auffallend, dass er sich trotzdem allen gruppentherapeutischen Herausforderungen stellte.

Ich schätzte Herrn D. unter anderem für seine Gabe, die Inhalte der Filmtexte und -bilder wahrnehmen zu können. Selten habe ich erlebt, dass ein Patient den Sinn eines Filmes so umfassend wiedergeben konnte wie Herr D. Einen Auszug aus einem Dialog möchte ich im Folgenden wiedergeben:

Herr D.: „Der Bruno, das bin ich. Ich hab auch immer Angst. Mir machen die Menschen Angst, das Leben überhaupt. Aber vor Ihrem Hund (Geza, mein Therapiehund, Anm. d. V.) habe ich keine Angst. Ich kann auch den Antiquitätenhändler gut verstehen. Bruno und ich sind ja auch wirklich komisch."

Therapeutin: „Komisch? Was meinen Sie damit?"

Herr D.: „Na, ungeschickt halt. Wir möchten so gerne mit Menschen gemeinsam sein und stellen uns so dumm an. Ich wüsste auch, wie man Freunde gewinnt. Aber nur theoretisch. Praktisch trau ich mich nicht."

(...)

Herr D.: „Ich weiß, dass ich nicht aus meiner Angst heraus kann. Aber ich finde den Film so gut, weil er mir hilft, dass ich auch meinen Wert erkenne. Aber nur für mich. Ich würd mich nie trauen, darüber mit einem anderen Menschen zu sprechen."

Therapeutin: „Aber Herr D. – das tun Sie ja gerade."

Herr D. (wird rot): „Ja. Entschuldigung. Ich wollte damit nur sagen, ich bin auch was wert."

Biographiegruppe und Filmtherapie. Die Ausbildung für das psychotherapeutische Fachspezifikum Existenzanalyse und Logotherapie sieht das Verfassen einer sogenannten Autobiographie vor. Ich habe diesen Ausbildungsteil für die Therapie adaptiert und nenne das Angebot im stationären Kontext „Biographiegruppe". In ambulanten einzeltherapeutischen Prozessen verwende ich ebenfalls Teile der Biographiearbeit. Die Biographiegruppe zieht einen Bogen, beginnend mit der Frage „Wer bin ich?" bis hin zur Auseinandersetzung mit dem Kapitel „Loslassen". Dabei werden „Lebensstationen" kreativ er- und bearbeitet: entweder durch Schreiben, durch Malen, Zeichnen und Gestalten oder mit Hilfe von Collagen. Dies geschieht sowohl in der Einzel- wie auch Gruppen- und Peergruppenarbeit. Da ich im stationären Kontext die Filmtherapie als Gruppentherapie in einer 14-tägigen Frequenz anbiete, spiegeln sich Themen der Filmtherapie in der Biographiegruppe oder vice versa, je nachdem, was Patientenprozesse unterstützen kann. Kurz gesagt: Die Filmtherapie bringt Anreize von außen und führt zu einem inneren Prozess, während die Biographiearbeit einen inneren Prozess durch Kreativität ins Außen bringt.

BEISPIEL

Patienten im Therapieprozess

Eine 15-jährige anorektische Patientin, Karla, näherte sich im psychotherapeutischen Prozess dem für sie beinahe gefährlichen Thema des Selbstwertes. Mein Hund Geza war immer wieder Teil der gemeinsamen psychotherapeutischen Arbeit und hatte Karla schon geholfen, ihren Körper wahrnehmen zu können, ohne in eine Angststarre zu verfallen. Sie konnte nach und nach zulassen, dass sich Geza an ihre Beine schmiegte, mit seinen Vorderpfoten auf ihren Schoß sprang und seinen Kopf in ihren (tatsächlich nicht vorhandenen Bauch, den Karla aber als geradezu „abartig groß" empfunden hatte) zu vergraben. Mittlerweile forderte sie Geza immer wieder auf, das zu tun, was sie mittlerweile als „angenehme Bauchmassage" empfand. Karla hatte auch durch Geza erfahren können, dass sie selbstwirksam die Kontrolle über einen Hund haben kann – und zwar ohne Stress und Druck. Das war für sie ganz neu, da sie sehr leistungsorientiert und perfektionistisch geprägt war. Sie erarbeitete sich so einen etwas liebevolleren Umgang mit sich selbst. Immer wieder aber war der fehlende Selbstwert Thema. Ich borgte ihr deshalb die DVD zum Film „Frida" (2002) und gab ihr als Aufgabe mit, sich vor allem auf das Thema Frau-Sein zu fokussieren.

Karla hat ihre filmtherapeutische Auseinandersetzung in Form von Briefen (via E-Mail) an mich getätigt:

„Liebe Brigitte,

soll ich ehrlich sein? Also die Liebesszenen waren schon ein bisschen schockierend für mich. Aber Du kennst mich ja. Wenn ich eine Aufgabe bekomme, dann erledige ich die auch. Trotzdem, die Szene wo sich die zwei Frauen küssen, ist schon irgendwie abartig. Da müssen wir mal drüber reden. Gut gefallen hat mir, dass Frida so ein schönes Verhältnis zu ihren Eltern gehabt hat. Das ist so wie bei mir. Sonst hab ich nicht wirklich viel mit Frida gemeinsam. Ich bin ja nicht so mutig (seufz) und ich hab noch keinen Freund (doppelt-seufz). Und künstlerisch bin ich auch gar nicht. Aber ich kann dafür gut italienisch. (Smiley) Was ich mich jetzt dauernd frage, ist, wie kann ich so eine Kraft bekommen wie Frida? Die hat ja auch ganz schön Schlimmes erlebt und hat trotzdem gekämpft. Und ich weiß nicht, ob ich den Mann noch einmal geheiratet hätte, wenn der mir so wehgetan hat. Weil Du ja immer grinst, wenn ich wieder einmal nicht weiß, wo ein Land ist, hab ich vorsorglich gleich einmal nachgeschaut, wo Mexiko ist.

Haha, das war jetzt ein Scherz, weil ich das natürlich weiß. Ich denk jetzt mal darüber nach, was ich mir alles von Frida abschauen kann und es trotzdem Meines ist. Tschüss, Streichler für Geza. Deine Karla“

Die Aussage „... und es trotzdem Meines ist“ war bis zu dieser E-Mail etwas ganz Neues in der Einstellung von Karla.

Ich habe sie noch bis zum Erreichen des Normalgewichts und zu einem Leben mit einem wachsenden Selbst begleiten können.

Offene Gruppen (Basisgruppen) und Filmtherapie. Wenn Sie so wie ich begeisterte Filmtherapeutin bzw. Filmtherapeut sind, so wird es Ihnen leicht fallen, auch so genannte Offene Gruppen filmtherapeutisch zu bereichern. Manche einprägsamen Filmzitate wurden in diesen zu geflügelten Worten.

Diese Gruppen eignen sich auch sehr gut, um wichtige Filme der Patientinnen zu besprechen und sie gegebenenfalls auch in die Filmliste der Filmtherapie aufzunehmen.

Viele therapeutische Interventionen (wie Wohlfühlort, sicherer Ort, Ressourcenteam, der Einsatz von vierbeinigen Co-Therapeuten, um nur einige aufzuzählen) sind gut mit Filmtherapie kompatibel – vorausgesetzt, sie folgen einem therapeutischen Konzept und dem therapeutischen Prozess.

6 Wir gestalten unsere eigenen Filme – ein theoretisches Konzept

Kreative Patienten und deren Therapeutinnen, die eine Leidenschaft für Filme entwickelt haben, kommen früher oder später auch auf die Idee, Filme selbst zu schreiben, zu drehen und zu schneiden. **Bitte informieren Sie sich vor dem Vorhaben, einen Film mit den Patientinnen zu gestalten, in Ihrer Institution, denn seit dem 25. Mai 2018 gilt die DSGVO (Datenschutz-Grundverordnung).**

Ein derartiges Projekt wäre prinzipiell auch in einem ambulanten Setting, etwa einer Gruppentherapie, möglich. Diese folgenden Überlegungen beziehen sich auf meine mehrjährige Tätigkeit als Redakteurin, Regieassistentin und Drehbuchautorin im Fernsehen und bei diversen Filmprojekten. Folgende Fragen sollten Sie sich vor Beginn eines derartigen Projektes stellen:

1. Gibt es eine adäquate Ausrüstung? (Filmkamera, Tongerät, Schneidemöglichkeit)
2. Selbst für einen Kurzfilm (z.B. zehn Minuten) benötigen Sie ein Vielfaches an Zeit, um einen Film in dieser Länge zu produzieren. Sind Ihre Patienten also lange genug im stationären Prozess, um von Beginn bis zur Fertigstellung dabei zu sein? Sollten Sie eine ambulante Gruppe psychotherapeutisch betreuen, so sollten Sie ebenfalls garantieren, dass zumindest die meisten beteiligten Patientinnen von Beginn bis zur Fertigstellung dabei sein können.
3. Wenn die vorher gestellten Fragen positiv beantwortet werden konnten, stellen Sie sich bitte die Frage, welche Rolle Sie als Psychotherapeutin oder Psychotherapeut bei einem selbstgestalteten Film spielen wollen – aktiv beteiligend oder supervisorisch begleitend?
4. Sie sollten eine Gruppe von mindestens acht Patienten haben, die den sogenannten harten Kern darstellt:
   - ein bis zwei Personen, die sich für das Script, also das Drehbuch, verantwortlich zeichnen;
   - eine Regisseurin;
   - eine Regieassistentin;
   - eine Kameraverantwortliche;
   - eine Ton- und Lichtverantwortliche;
   - eine Schneideverantwortliche

- eine Produzentin, die sich auch für das Casting und die Letztverantwortung verantwortlich zeichnet. Es könnte sinnvoll sein, wenn Sie selbst diese Rolle übernehmen.

Bei jedem dieser Bereiche gibt es einige Dinge, die es zu beachten gilt:

Themenfindung und Script. Anregungen dazu habe ich im vorangegangenen Kapitel im Zusammenhang mit der Biographiegruppe und der Filmtherapie gegeben. Es macht Sinn, alle Beteiligten in das Script zumindest als „Ideenspender" einzubeziehen, letztlich sollten aber nur ein bis zwei Autoren tatsächlich das Script verfassen. Zu klären ist vorab, ob die Dialoge den künftigen Schauspielerinnen angepasst werden, z. B. im Dialekt gesprochen, oder ob die Hochsprache gewählt wird. Die Rolle der Drehbuchautoren sollten in jedem Fall Patienten übernehmen, die sich gut in andere Menschen einfühlen können und die Lust am Schreiben haben.

Kameraführung. Etwas Vorerfahrung mit der Kameratechnik wäre wünschenswert. In jedem Fall sollten Kamera und Regie ein Duo bilden können, in dem Persönliches nicht mehr im Vordergrund steht. Nichts wäre ärgerlicher, als wenn sich Kamera und Regie während der Dreharbeiten „in die Haare" kriegen.

Regie. Diese Rolle erfordert eine Patientin mit viel Geduld, Einfallsreichtum, Spontanität und Kreativität. Weiterhin sollten Anregungen und Hinweise klar und deutlich gegeben werden können.

Ton und Licht. Patienten mit einem guten „Kameraauge" sind hierbei gefragt. Sie benötigen außerdem ein gutes Gehör (um Störgeräusche rechtzeitig wahrzunehmen, z. B. den Drehort überfliegende Flugzeuge, die mit „freiem" Ohr nicht hörbar sind) und Ideen, wie das Filmlicht dramaturgisch gut eingesetzt werden kann. Auch diese Rolle gehört zum Trio Kamera und Regie – Es sollte zumindest Empathie bestehen.

Schnitt: Sollten Sie ihrer Filmcrew einen guten Schnittcomputer zur Verfügung stellen können, so wäre in der Rolle des Cutters jemand gefragt, der sich gut mit den Eigenheiten und Feinheiten eines Computers auskennt. Neben einem dramaturgischen Feingefühl ist beim Schneiden auch jemand gefragt, der gerne „in Musik denkt". So kann gewährleistet werden, dass die Musik die Dramaturgie gut begleitet.

Casting. Patienten der jeweiligen Gruppe, mit der Sie das Filmprojekt verwirklichen möchten, waren schon in der Themenfindung involviert, vielleicht haben sich einige auch schon Gedanken über mögliche Rollen gemacht. Nun kommt Ihre heikle Aufgabe als Psychotherapeutin oder Psychotherapeut: Bitte helfen Sie den Patientinnen dabei, dass auch eine Nebenrolle „oscarreif" und wichtig für den Film sein kann, um Streitereien innerhalb der Gruppe zu vermeiden. An dieser Stelle nochmals die Erinnerung, die Datenschutzverordnung nicht außer Acht zu lassen.

Ein möglicher Ablauf eines Filmprojektes könnte folgendermaßen aussehen:

1. Nach der Themensammlung, einer Skizze der Figuren und Rollen, der Klärung, ob ein Drama/eine Komödie/ein Melodram gestaltet und ob ein Spiel- oder ein Dokumentarfilm gedreht werden soll sowie der Festlegung, wie lang die Spieldauer des Films in etwa werden soll, sollte ein Arbeits-Filmtitel gefunden werden.

   Manchmal ergibt sich ein vorläufiger Titel bereits bei der Ideensammlung für einen Filminhalt. Ein kollegialer Tipp: Geben Sie ausreichend Zeit, um den Prozess der Themensammlung und des Filmkonzepts in Gang zu bringen. Meistens liegt hier bereits der gute Grundstock für das spätere Gelingen des Filmprojekts.

   Es ist nun vielleicht schon ein vorläufiger Filmtitel gefunden worden und es gibt eine Einigung über die Themen, um die es im Film geben soll. Nun verfassen die Drehbuchautoren einen sogenannten „Waschzettel". Darin finden sich die hinter dem Film liegende Idee, ein Überblick über die Rollen, etwaige Kameraeinfälle und Musikideen sowie Regieeinfälle.
2. Nun beraten Kamera, Drehbuch und Regie die praktische Umsetzung. Ein grobes Drehbuch wird verfasst, noch ohne Dialoge, um einen Überblick über die Drehtage zu gewinnen. Ein Tipp: lieber weniger Drehorte, dafür die gefundenen Drehorte „kreativ ausschlachten". Manche Sequenzen können auch szenisch dargestellt werden, das spart Text oder eignet sich hervorragend, um Metaphern zu verbildlichen. Versuchen Sie, Außen- und Innenaufnahmen so aneinander zu reihen, dass das Equipment und die Crew nicht ständig hin- und herwechseln müssen.
3. Das Casting hat stattgefunden. Inzwischen wird auch das Script fertig gestellt, die Dialoge werden verfasst und – das ist oftmals eine besondere Herausforderung – sie müssen nun auch auswendig gelernt werden. Wenn ein Dokumentarfilm gestaltet werden soll, ist ein Interviewer notwendig, der kurze Fragen stellen kann, um dem Gegenüber zu verwertbaren Aussagen einzuladen. Die Frage, ob der Interviewer im Bild sein soll oder aus dem Off die

Fragen stellt (also im fertigen Film weder zu sehen noch zu hören sein wird) sollte bereits beim vorherigen Prozess geklärt worden sein. Für besonders kreative Gruppen wäre auch eine Kombination aus Dokumentarfilm mit kurzen Spielfilmszenen denkbar.

4. Nun folgen die Drehaufnahmen. Sorgen Sie bitte für ausreichend Getränke und Pausen sowie Rückzugmöglichkeiten für die Crewmitglieder. Geizen Sie nicht mit viel Lob und Ermunterung. Jetzt kommt der Regieassistent zum Einsatz. Diese Person sollte bei jeder gedrehten Szene die Einstellung sowie eine ungefähre Zeit erfassen und sich vielleicht schon besonders gut gelungene Drehmomente markieren. Wenn Sie die Rolle der Produzentin oder des Produzenten übernommen haben, so behalten Sie bitte bei den Drehaufnahmen den Überblick. Dies ist nötig, damit keine inhaltlichen Sprünge passieren (z.B. wenn in einer Szene ein Sakko getragen wurde, sollte es auch bei einer Wiederholung der Aufnahme nicht abgelegt worden sein). Am Schneidetisch ist es nämlich dann sehr schwierig, einem logischen Duktus zu folgen, wenn das dafür nötige Filmmaterial nicht vorhanden ist.
5. Wenn nun alles „im Kasten" ist, beginnt die mühsame Sichtung des Materials. Das ist die Aufgabe von Regie, Drehbuch und Schnitt. Es ist hilfreich, sich die Zeit jeder Einstellung in Minuten und Sekunden zu notieren, jeweils mit kurzem Hinweis auf den Inhalt. Hier genau zu arbeiten, hilft später beim Suchen nach sogenannten Zwischenschnitten oder besonders guten Textpassagen.
6. Als nächstes wird das Drehbuch fertig geschrieben. Hilfreich ist es, beim lauten Lesen von Drehbuchkapiteln eine Uhr mitlaufen zu lassen, um die Länge der einzelnen Textpassagen zu kennen. Dies hilft später am Schneidetisch beim Suchen nach geeignetem Bildmaterial für Zwischenschnitte.
7. Der nächste Schritt ist der sogenannte Rohschnitt. Bilder und Textpassagen werden aneinander gefügt – ein Film entsteht. Wenn ein Dokumentarfilm gedreht worden ist, werden nun die Textpassagen probeweise dazu gelesen (um festzustellen, ob der Text zu lang oder zu kurz ist; ob mehr oder weniger Bildmaterial notwendig wäre etc.). Beim Spielfilm sollten die Szenen logisch und dramaturgisch korrekt aneinander gereiht worden sein. In dieser Prozessphase könnten Sie das Datum einer ersten Voraufführung bei den sicherlich schon sehr neugierigen, am Filmprojekt beteiligten Patienten bekanntgeben.
8. Nun geht es wieder zurück an den Schneidetisch. Regie und Cutterin vollziehen den Feinschnitt, Musik/Geräusche werden unterlegt, störende „Hüpfer" des Rohschnitts werden korrigiert. Wenn ein Profi-Schneidegerät vorhanden ist, sind auch noch Bildkorrekturen im Nachhinein möglich. Bei einem Dokumentarfilm wird der Text nun von einem Sprecher dazu gelesen. Dies sollte jemand sein, der eine „gut sitzende" Stimmlage, eine gute Aussprache sowie eine gute Intonation hat. Warme Stimmfärbungen sind ebenfalls

wünschenswert. Zum Schluss werden noch, im Falle eines Dokumentarfilms, sogenannte Inserts eingefügt, damit ersichtlich wird, wer gerade gesprochen hat. Sowohl beim Spiel- wie auch Dokumentarfilm werden Filmtitel, Vor- und Abspann grafisch gestaltet. Bitte achten Sie darauf, dass niemand vergessen wird, der zum Gelingen des Filmprojekts beigetragen hat!

9. Die Filmpremiere: Gestalten Sie als Produzentin bzw. Produzent eine würdige Premierenfeier in Absprache mit den Wünschen der beteiligten Patienten. „Raubkopien“ in jeder Form sollten – unter Hinweis auf den Schutz persönlicher Rechte wie auch aus Datenschutzgründen – unterbleiben.

Anhang

Weiterführende Literatur

Wenn Sie sich noch intensiver mit den Themenbereichen Filmgeschichte, Spielfilme in der Psychotherapie oder Wirkweisen von Filmen beschäftigen möchten, empfehle ich Ihnen folgende Literatur:

Filmgeschichte

Bacon, J., Lütz, M. (2016): „Solange wir leben, müssen wir uns entscheiden.“. Leben nach Auschwitz. Gütersloher Verlagshaus, Gütersloh

Bode, S. (2004): Die vergessene Generation. Klett-Cotta, Stuttgart

Huber, M., Plassmann, R.(Hrsg.) (2012): Transgenerationale Traumatisierung. Junfermann, Paderborn

Kracauer, S. (2017): Von Caligari zu Hitler. 10. Aufl. Suhrkamp, Berlin

Müller-Hohagen, J. (2005): Verleugnet, verdrängt, verschwiegen. Seelische Nachwirkungen der NS-Zeit und Wege zu ihrer Überwindung. Kösel, München

Prinzler, H.H. (1995): Chronik des Deutschen Films 1895 – 1994. J.B. Metzler, Stuttgart

Wydra, T. (2017): Ingrid Bergman: Ein Leben. DVA, München

Wirkweisen von Filmen

Keller, G. (2012): Stars and Sounds: Filmmusik – Die dritte Kinodimension. Bosse, Kassel

Jaspers , K., Unteer, W. (2006): Kino im Kopf: Psychologie und Film seit Sigmund Freud. Beltz und Fischer, Berlin

Salber, W. (1990): Kultur – Film – Liebe – Alltag, Zwischenschritte 9 (1), 23 – 35

Spielfilme in der Psychotherapie

Clyman, J. (2012): Cinematherapy: Film Does More than Meets the Eye. In: http://positivepsychologynews.com/news/jeremy-clyman/2012061522748, 18.06.2018

Dermer, S.B., Hutchings, J.B. (2000): Utilizing Movies in Family Therapy: Applications for Individuals, Couples and Families. The American Journal of Familiy Therapy 28 (2), 163 – 180

Doering, S., Möller, H. (Hrsg.) (2008): Frankenstein und Belle de Jour: 30 Filmcharaktere und ihre psychischen Störungen. Springer, Heidelberg

Duncan, K., Beck, D., Granum, R. (1986): Ordinary People: Using a Popular Film in Group Therapy. Journal of Counseling and Developement 65, 50 – 51

Fredericks, R. (o.J.): How Cinema Therapy Works. In: https://mindbodynetwork.com/article/how-cinema-therapy-works, 18.06.2018

Hesley, J.W., Hesley, J.G. (2008): Rent Two Films and Let’s Talk in the Morning: Using Popular Movies in Psychotherapy. 2nd Edition Wiley, Hoboken (NJ)

Lampropoulos G. K., Spengler, P. M. (2005): Helping and Change without Traditional Therapy: Commonalities and Opportunities. Counseling Psychology Quarterly 18 (1), 47 – 59

Poltrum, M., Rieken, B. (Hrsg.) (2016): Seelenkenner Psychoschurken. Psychotherapeuten und Psychiater in Film und Serie. Springer, Heidelberg

Poltrum, M., Leitner, R. (2009): Existenzanalytische Kinotherapie – Filme als Balsam der Seele. Wiener Zeitschrift für Suchtforschung 32 (1), 47 – 52

Solomon, G. (2001): Reel Therapy: How Movies Inspire You to Overcome Life's Problems. Lebhar-Friedman Books, New York (NY)

Solomon, G. (1995): The Motion Picture Prescription: Watch This Movie and Call Me in the Morning: 200 Movies to Help You Heal Life's Problems. Aslan, Santa Rosa (CA)

Wedding, D., Boyd, M. A., Niemiec, R. M. (2010): Movies and Mental Illness 3. Using Films to Understand Psychopathology. Hogrefe, Göttingen

Wohlrab, L. (Hrsg.) (2006): Filme auf der Couch. Psychosozial, Berlin 2006

Zitierte Literatur

Alton, J. (1949): Painting with Light. University of California Press, Berkeley (CA)

Arnheim, R. (2016): Film als Kunst. 4. Aufl. Suhrkamp, Berlin

Becht, M., Poortigna, Y.H., Vingerhoets, A. (2001): Crying across Countries. In: Vingerhoets, A., Cornelius, R.R. (Hrsg.): Adult Crying. A Biopsychological Approach. BrunnerRoutledge, Hove, 135 – 138

Beckermann, R., Blümlinger, C. (Hrsg.) (1996): Ohne Untertitel. Zur Geschichte des Kinos in Österreich. Sonderzahl, Wien

Bellour, R. (2005): Das Entfalten der Emotionen. In: Brütsch, M., Hediger, V., Keitz, U. von, Schneider, A., Tröhler, M. (Hrsg.), 51 – 102

Benecke, C. (2009): Lachen, um nicht zu weinen … Psychotherapeut 54, 120 – 129

Berg-Cross, L., Jennings, P., Baruch, R.: Cinematherapy: Theory and Application. Psychotherapy in Private Practice 8 (1), 135 – 156

Bliersbach, G. (2002): Die Therapie im Kinosessel. Psychologie Heute 2, 36 – 41

Brinckmann, C.N. (Hrsg.) (2014): Farbe, Licht, Empathie. Schüren, Marburg

Brinckmann, C.N. (2005): Die Rolle der Empathie oder Furcht und Schrecken im Dokumentarfilm. In: Brütsch, M., Hediger, V., Keitz, U. von, Schneider, A., Tröhler, M. (Hrsg.), 333 – 360

Brisch, K.H. (2010): Bindungsstörungen. 10. Aufl. Klett-Cotta, Stuttgart

Brütsch, M., Hediger, V., Keitz, U. von, Schneider, A., Tröhler, M. (Hrsg.) (2005): Kinogefühle: Emotionalität im Film. Schüren, Marburg

Buber, M. (2006): Das dialogische Prinzip. Gütersloher Verlagshaus, Gütersloh

Buber, M. (1988): The Knowledge of Man. Humanity Books, Atlantic Highlands (NJ)

Buchschwentner, R. (1995): Ruf der Berge – Echo des Fremdenverkehrs. Der Heimatfilm: Ein österreichischer Konjunkturritt. In: Beckermann, R., Blümlinger, C. (Hrsg.), 259 – 284

Christen, T. (2005): Happy Endings. In: Brütsch, M., Hediger, V., Keitz, U. von, Schneider, A., Tröhler, M. (Hrsg.), 189 – 204

Clyman, J. (2013): Cinematherapy: A Useful Tool in Group Therapy. In: www.psychologytoday.com/intl/blog/reel-therapy/201302/cinematherapy-useful-tool-in-group-therapy, 28.05.2018

Crothers, S.M. (1916): A Literary Clinic. Atlantic Monthly 118, 291 – 301

Damasio, A. (1997): Descartes' Irrtum: Fühlen, Denken und das menschliche Gehirn. List, München

Darwin, C. (1872/2000): Der Ausdruck der Gemütsbewegungen bei den Menschen und den Tieren. Eichhorn, Frankfurt a.M.

Dyer, R. (2005): Film, Musik und Gefühl – Ironische Anbindung. In: Brütsch, M., Hediger, V., Keitz, U. von, Schneider, A., Tröhler, M. (Hrsg.), 121 – 136

Eder, J. (2005): Die Wege der Gefühle: Ein integratives Modell der Anteilnahme an Filmfiguren. In: Brütsch, M., Hediger, V., Keitz, U. von, Schneider, A., Tröhler, M. (Hrsg.), 225 – 242

Ekman, P. (1982): Emotion in the Human Face. Cambridge University Press, Cambridge

Frankl, V.E. (2012): Der Wille zum Sinn, Hans Huber, Bern

Frankl, V. E. (2005): Ärztliche Seelsorge. Grundlagen der Logotherapie und Existenzanalyse. Zsolnay, Wien

Grafl, F. (2008): Lust am Schauen und Freude am Lesen? Zur Rezeptionsästhetik zweier Medien – Nachdenken über Buch und Film. Medienimpulse 64 (2), 63 – 68

Gross, R. (2012): Der Psychotherapeut im Film. Kohlhammer, Stuttgart

Hediger, V. (2005): Tiere ohne Gefühle: *Jaws* und die audiovisuelle Konstruktion der Gefühlswelt von Tieren. In: Brütsch, M., Hediger, V., Keitz, U. von, Schneider, A., Tröhler, M. (Hrsg.), 313 – 331

Hendriks, M. (2005): On the Functions of Adult Crying: the Intrapersonal and Interpersonal Consequences of Tears. Tilburg University Press, Veenendaal

Hesley, J. W., Hesley, J. G. (2008): Rent Two Films and Let's Talk in the Morning: Using Popular Movies in Psychotherapy. 2nd Edition Wiley, Hoboken (NJ)

Kappelhoff, H. (2005): Tränenseligkeit: Das sentimentale Genießen und das melodramatische Kino. In: Brütsch, M., Hediger, V., Keitz, U. von, Schneider, A., Tröhler, M. (Hrsg.), 33 – 50

Kracauer, S. (2017): Von Caligari zu Hitler. 10. Aufl. Suhrkamp, Berlin

Kröning, A. (2015): Warum nur der Mensch das Weinen beherrscht. Welt vom 29.11.2015. In: www.welt.de/gesundheit/psychologie/article149400598/Warum-nur-der-Mensch-das-Weinen-beherrscht.html, 28.05.2018

Kuchenbuch, T. (2005): Filmanalyse. Theorien, Methoden, Kritik. 2. Aufl. Böhlau, Wien

Lampropoulos G. K., Kazantzis, N., Deane, F. P. (2004): Psychologists' Use of Motion Pictures in Clinical Practice. Professional Psychology: Research and Practice 35 (5), 535 – 541

Mangin, D. (1999): Cinema Therapy. How Some Shrinks Are Using Movies to Help Their Clients Cope with Life and Just Feel Better. In: www.salon.com/1999/05/27/film_therapy/, 19.06.2018

Marksteiner, F. (1995): Quäl dich nicht mehr … Trost und Rat für Heimkehrer. In: Beckermann, R., Blümlinger, C. (Hrsg.), 229 – 245

MDR (2017): Erblich: Stress und Trauma. In: www.mdr.de/wissen/mensch-alltag/stress-trauma-vererbte-gene-100.html, 18.06.2018

Moser, K. (Hrsg.) (2005): Besetzte Bilder. Film, Kultur und Propaganda in Österreich. Filmarchiv Austria, Wien

Powell, M. L., Newgent, R. A., Lee, S. M. (2006): Group Cinematherapy: Using Metaphor to Enhance Adolescent Self-Esteem. The Arts in Psychotherapy 33 (3), 247 – 253

Prinzler, H. H. (1995): Chronik des Deutschen Films 1895 – 1994. J. B. Metzler, Stuttgart

Radebold, H. (2015):Die dunklen Schatten unserer Vergangenheit, 5. Aufl. Klett-Cotta, Stuttgart

Radebold, H., Bohleber, W., Zinnecker, J. (Hrsg.) (2009): Transgenerationale Weitergabe kriegsbelasteter Kindheiten: interdisziplinäre Studien zur Nachhaltigkeit historischer Erfahrungen über vier Generationen. Juventa, Weinheim

Schmidt, G. (2003): Wer bin ich, und wenn ja, wie viele? Hypnosystemische Utilisationskonzepte für die Familie. Auditorium Netzwerk, Müllheim

Schuh, F. (1995): Heimat bist du großer Filme. Thesen zur Kitschindustrie. In: Beckermann, R., Blümlinger, C. (Hrsg.), 247 – 258

Schultz, S. M. (2012): Der Nationalsozialismus im Film. Von Triumph des Willens bis Inglourious Basterds. Bertz und Fischer, Berlin

Seal, F. (2004): Cinema Therapy – Unique Psychotherapy Technique. Positive Health Magazine 100. In: www.positivehealth.com/article/psychospiritual/cinema-therapy-unique-psychotherapy-technique, 28.05.2018

Seel, M. (2013): Die Künste des Kinos. S. Fischer, Frankfurt a. M.

Smith, M. (2005): Wer hat Angst vor Charles Darwin? Die Filmkunst im Zeitalter der Evolution. In: Brütsch, M., Hediger, V., Keitz, U. von, Schneider, A., Tröhler, M. (Hrsg.), 289 – 312

Smith, M. (1999): Gangsters, Cannibals, Aesthetes, or Apparently Perverse Allegiances. In: Plantinga, C., Smith, G. M. (Hrsg): Passionate Views: Film, Cognition, and Emotion. Johns Hopkins University Press, Baltimore (MD)

Tan, E. S. (2005): Gesichtsausdruck und Emotion in Comic und Film. In: Brütsch, M., Hediger, V., Keitz, U. von, Schneider, A., Tröhler, M. (Hrsg.), 265 – 288

Tan, E. S. (1996): Emotion and the Structure of Narrative Film: Film as an Emotion Machine. Lawrence Erlbaum, Mahwah (NJ)

Teischel, O. (2007): Die Filmdeutung als Weg zum Selbst: Einführung in die Filmtherapie. Books on Demand, Norderstedt

Tillner, G. (1995): Österreich, ein weiter Weg. Filmkultur zwischen Austrofaschismus und Wiederaufbau. In: Beckermann, R., Blümlinger, C. (Hrsg.), 175 – 196

van Ornum, W. (2012): Cinematherapy. In: http://americanmentalhealthfoundation.org/2012/03/cinematherapy/, 19.06.2018

Vingerhoets, A., Scheirs, J. G. M. (2000): Sex Differences in Crying. Empirical Findings and Possible Explanations. In: Fischer, A. H. (Hrsg.): Gender and Emotion: Social Psychological Perspectives, 143 – 165

Wolz, B. (2005): E-Motion Picture Magic: A Movie Lover's Guide to Healing and Transformation. Glenbridgt Publishing Ltd., Centennial (CO)

Wormstall, H., Günther, A., Balg, S., Schwärzler F. (2000): Video – ein milieutherapeutisches Medium? Psychiatrische Praxis 27 (5), 235 – 238

Wulff, H. J. (2005): Moral und Empathie im Kino: Vom Moralisieren als einem Element der Rezeption. In: Brütsch, M., Hediger, V., Keitz, U. von, Schneider, A., Tröhler, M. (Hrsg.), 377 – 394

Wuss, P. (2005): Konflikt und Emotion im Filmerleben. In: Brütsch, M., Hediger, V., Keitz, U. von, Schneider, A., Tröhler, M. (Hrsg.), 205 – 223

Yalom, I. D. (2007): Theorie und Praxis der Gruppenpsychotherapie. Ein Lehrbuch. 9. Aufl. Klett-Cotta, Stuttgart

Yalom, I. D. (2005): Existentielle Psychotherapie, 4. Aufl. EHP, Köln

Zur, O. (2005): Cinema Therapy: Harnessing the Power of Movies for Therapeutic Gain. In: www.zurinstitute.com/cinematherapy_clinicalupdate.html, 19.06.2018

Filmregister

Sachregister

Spielarten der Musiktherapie

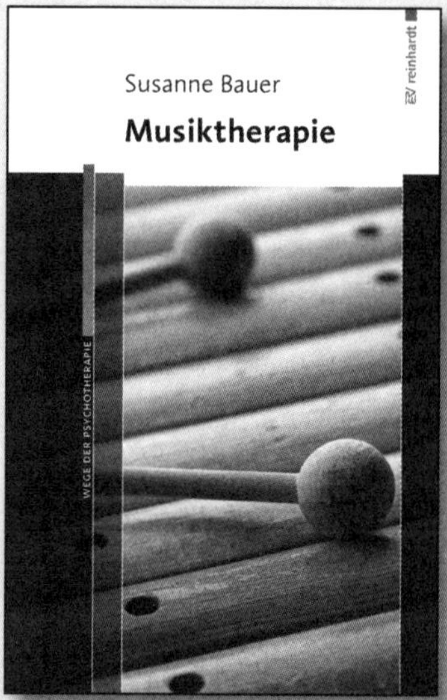

Susanne Bauer
Musiktherapie
(Wege der Psychotherapie)
2018.
178 Seiten.
(978-3-497-02740-8) kt

Welche therapeutischen Funktionen erfüllt Musik? Um welche Musik handelt es sich dabei? Wird gespielt oder gehört, zusammen oder alleine, auf welchen Instrumenten? Wie gestaltet sich die musiktherapeutische Beziehung zum Klienten?
Dieses Buch stellt die vielseitigen Anwendungsmöglichkeiten von Musik zu therapeutischen Zwecken vor. Es vermittelt therapeutische Haltungen und „Arbeitsmodelle“ vor dem Hintergrund medizinischer Erklärungs-ansätze und gesellschaftlicher Bedingungen. Zahlreiche Fallbeispiele vertiefen Fragen des Settings und den Einsatz als Gruppen- oder Einzelverfahren. Ein berufspolitischer Blick auf die Musiktherapie befasst sich abschließend mit der Aus- und Weiterbildung und künftigen Entwicklungen.

reinhardt
www.reinhardt-verlag.de

Mit Tangoschritten aus der Depression

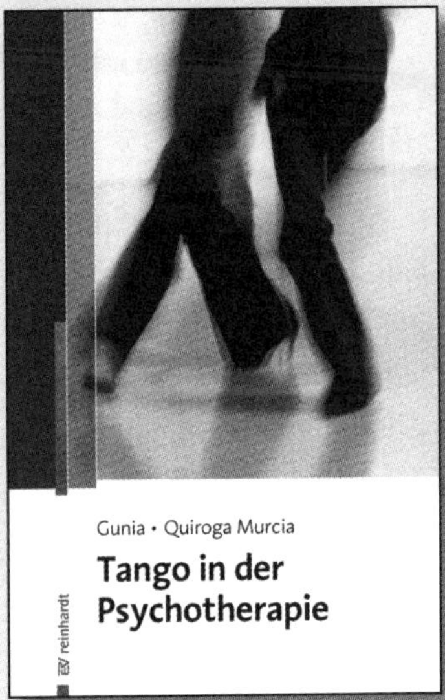

Hans Gunia /
Cynthia Quiroga Murcia
Tango in der Psychotherapie
2017.
114 Seiten.
(978-3-497-02673-9) kt

Tango Argentino ist als Element in der psychotherapeutischen Gruppenbehandlung nachweislich erfolgreich. Die Autoren geben vielfältige Anregungen, wie man den Tango wirksam mit Psychotherapie verbinden kann. Praxisorientiert zeigen sie, wie sich verhaltenstherapeutische und systemische Techniken, Achtsamkeits-übungen und Tanzschrittabfolgen bei verschiedenen psychiatrischen Störungsbildern in therapeutischen Einheiten kombinieren lassen. Die Umgangsregeln im originären Tango Argentino helfen dabei, Übungen zum Blick- und Körperkontakt sowie das Besprechen von sensiblen Themen wie z. B. Körperhygiene humorvoll und ressourcenorientiert in die Therapie einzuführen. Mit fertig ausgearbeiteten Workshop-Formaten für Gruppenleiter.

reinhardt
www.reinhardt-verlag.de

Zielorientierte Ruhe

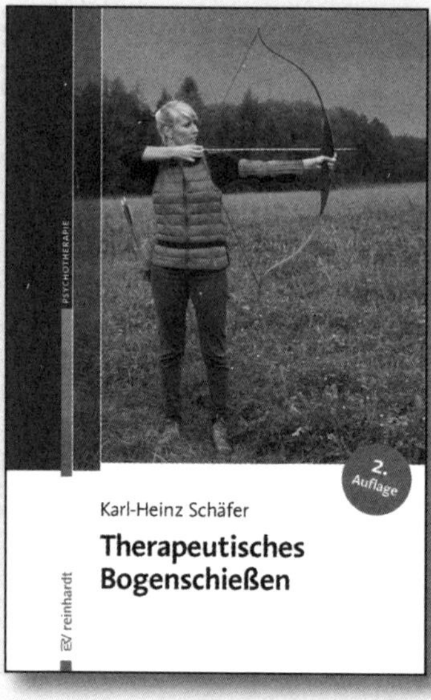

Karl-Heinz Schäfer
Therapeutisches Bogenschießen
2., durchgeseh. Auflage 2018.
139 Seiten. 30 Abb. 1 Tab.
Innenteil vierfarbig
(978-3-497-02761-3) kt

Wie schaffen wir es, quälende Gedanken und Erinnerungen endlich hinter uns zu lassen? Wie können wir mit uns ins Reine kommen? Wie können wir unseren Gefühlen besser Ausdruck verleihen und uns anderen Menschen öffnen?
Für diese und andere Fragen ist Therapeutisches Bogenschießen ein vielversprechendes Medium der Psychotherapie. Es bringt uns dazu, innere Ruhe und Stärke zu entwickeln. Wir gewinnen wieder Selbstvertrauen und bewältigen Aufgaben mit ruhiger Kraft und Gelassenheit.
Therapeutisches Bogenschießen versteht sich als Teil einer umfassenden Psychotherapie und kann in verschiedene Therapieansätze eingebettet werden. Es nützt das Potenzial therapeutischer Beziehung und Kommunikation, um eingeschliffene kognitive Muster zu verändern.

reinhardt
www.reinhardt-verlag.de

Klettern für die Psyche

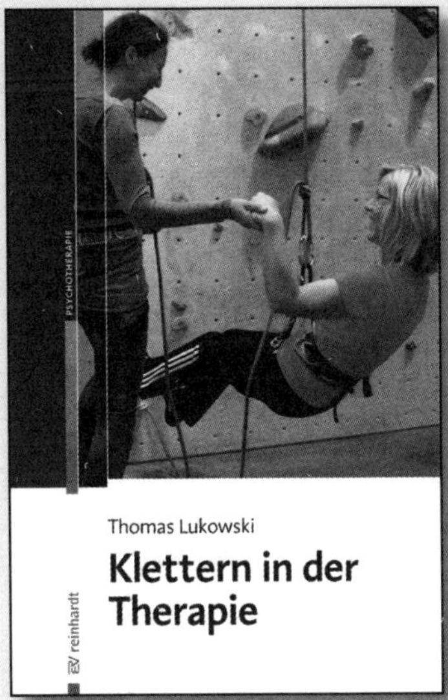

Thomas Lukowski
Klettern in der Therapie
2017.
120 Seiten. 22 Abb.
Innenteil vierfarbig
(978-3-497-02704-0) kt

Wenn einem die Psyche Grenzen setzt, warum diese Grenzen nicht körperlich überwinden? Therapeutisches Klettern bedeutet, sie spielerisch zu erweitern. Dieses Buch zeigt, wie Klettern als therapeutisches Zusatzangebot eine Psychotherapie abwechslungsreicher und wirksamer gestalten kann.
Der Autor, selbst begeisterter Kletterer, bietet hier einen praktischen Leitfaden zu Aufbau und Durchführung therapeutischer Klettereinheiten an. Anschaulich erklärt er, belegt durch wissenschaftliche Studien, wie therapeutisches Klettern Menschen mit psychischen Erkrankungen unterstützt und warum sie davon profitieren können.

reinhardt
www.reinhardt-verlag.de

Kunst als Lebenselixier

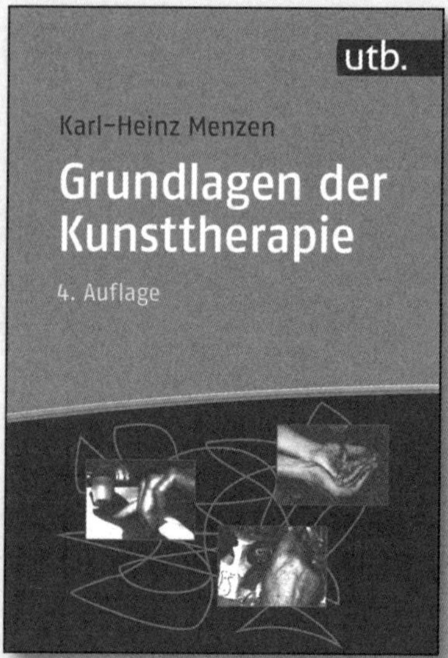

Karl-Heinz Menzen
Grundlagen der Kunsttherapie
4., aktual. Auflage 2016.
347 Seiten. 123 Abb. 8 Tab.
utb-M (978-3-8252-4610-5) kt

Medizin, Heilpädagogik und Psychotherapie haben entdeckt, dass Kunsttherapie die Lebensqualität kranker oder behinderter Menschen erheblich steigern kann. Heute wird Kunsttherapie häufig im rehabilitativen Bereich angewandt: nach Unfällen, Traumata, Krebserkrankungen, bei Behinderung und Demenz. Auch bei kindlichen Entwicklungsstörungen lässt sie sich erfolgreich einsetzen.
Das Buch stellt die verschiedenen kunsttherapeutischen Verfahren und ihre Verankerung in ästhetischen, päd-agogischen und psychologischen Theorien systematisch vor. Es führt in die kunsttherapeutische Praxis ein und veranschaulicht sie mit zahlreichen Bildern und Fallbeispielen. Es zeigt, wie und wo man Kunstherapeut/In werden kann, und welche Berufsfelder sich damit eröffnen.

reinhardt
www.reinhardt-verlag.de

Mit inneren Bildern wachsen

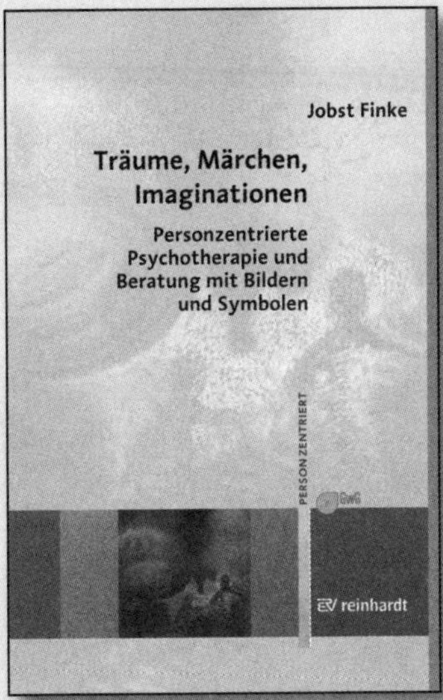

Jobst Finke
Träume, Märchen, Imaginationen
Personzentrierte Psychotherapie und Beratung mit Bildern und Symbolen
(Personzentrierte Beratung & Therapie; 11)
2013. 230 Seiten.
(978-3-497-02371-4) kt

Innere Bilder sind vieldeutig, sie können Erlebnisinhalte symbolhaft verdichten und starke Gefühle hervorrufen. Das machen sich Personzentrierte Therapie und Beratung zunutze: Der Therapeut zeichnet Selbstdeutungen des Klienten empathisch nach und gibt ihm Impulse, seine „innere Welt" besser zu verstehen und Kraftquellen zu entdecken.

Kenntnisreich bettet der Autor das Wissen über innere Bilder aus Traum- und Hirnforschung, Tiefenpsychologie, Märchenforschung u.a. in die Theorie des Personzentrierten Ansatzes ein. An zahlreichen Fallbeispielen werden praxisnah Methoden der personzentrierten Arbeit mit Bildern in Träumen, Märchen und Imaginationen vorgestellt.

reinhardt
www.reinhardt-verlag.de

Was ist wirklich wichtig im Leben?

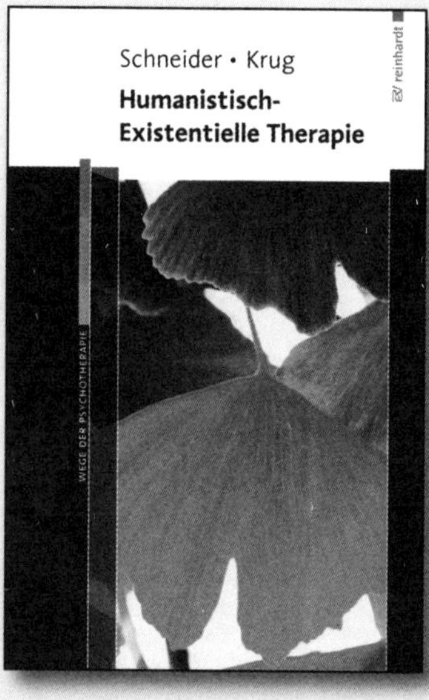

Kirk J. Schneider / Orah T. Krug
Humanistisch-Existentielle Therapie
Aus dem Amerikan. v. Anni Pott
(Wege der Psychotherapie)
2012. 169 Seiten.
(978-3-497-02280-9) kt

Wie sollen wir leben? Was ist wirklich wichtig im Leben? Im Zentrum Humanistisch-Existentieller Therapie, bekannt geworden durch Irvin Yalom, steht die Auseinandersetzung mit existentiellen Fragen z. B. nach dem Tod, Freiheit, Isolation und Sinnlosigkeit. Ziel ist es, die Grenzen menschlicher Existenz bewusst zu machen, die damit verbundene Angst zu spüren und zu akzeptieren. Hemmungen und Blockaden, die sich z. B. in Jugendwahn und Risikoverhalten gleichermaßen wie in Pessimismus und übertriebener Krankheitsangst äußern können, werden aufgespürt. Hilfesuchende lernen in der Therapie, in ihrem Handeln und Erleben freier zu werden und zu einem verantwortlichen und authentischen Umgang mit sich selbst und ihrer Umwelt zu finden.

reinhardt
www.reinhardt-verlag.de